女人的美丽肾经

刘丽娜◎著

天津出版传媒集团
天津科学技术出版社

U0251063

图书在版编目（CIP）数据

女人的美丽肾经 / 刘丽娜著. -- 天津 : 天津科学技术出版社, 2017.2

ISBN 978-7-5576-2075-2

Ⅰ. ①女… Ⅱ. ①刘… Ⅲ. ①女性－补肾－养生（中医） Ⅳ. ① R256.5

中国版本图书馆 CIP 数据核字（2016）第 323422 号

责任编辑：张建锋　方　艳

天津出版传媒集团

天津科学技术出版社出版

出版人：蔡　颢

天津市西康路 35 号 邮编 300051

电话：（022）23332695

网址：www.tjkjcbs.com.cn

新华书店经销

三河市华润印刷有限公司印刷

开本 710×1000 1/16　印张 14.5　字数 200 000

2017 年 2 月第 1 版第 1 次印刷

定价：35.00 元

著作权合同登记号：图字 02-2016-223

本书通过四川一览文化传播广告有限公司代理，经台湾雅书堂文化事业有限公司授权出版中文简体字版本。

前言

肾脏是生命的能量根源

“男养肾，女养肝”，应该不少人都听过这种说法，仿佛养肾、补肾是专属男人的，虽然这样的说法并不是完全没有根据的，但是这个理论主要侧重于“肝血同源”，而肾脏这个器官不只是对男人重要，对女人也一样重要。从中医理论角度来看，肾脏是生命的能量根源，在我国中医学上就有清楚的记载：“男怕伤肝，女怕伤肾。”可见，肾脏对女性的作用更为重要一些，补肾、养肾对于女人，也是一件天经地义且理所当然的事情。

现代人生活节奏快，工作繁忙，饮食欠节制，再加上经常熬夜、精神长期处于紧张状态、生活不规律、久坐不动……在这种生活方式下，我们的肾脏（指中医的脏腑）怎么可能运作良好？可惜，在没有明显的外在症状下，大部分的人都极少关心。事实上，上面所说的种种状况，只需要有其中几项，你就有可能是肾脏出现问题的高危人群之一，而在种种肾脏问题中，肾虚又是最为常见并最具有隐发性的。

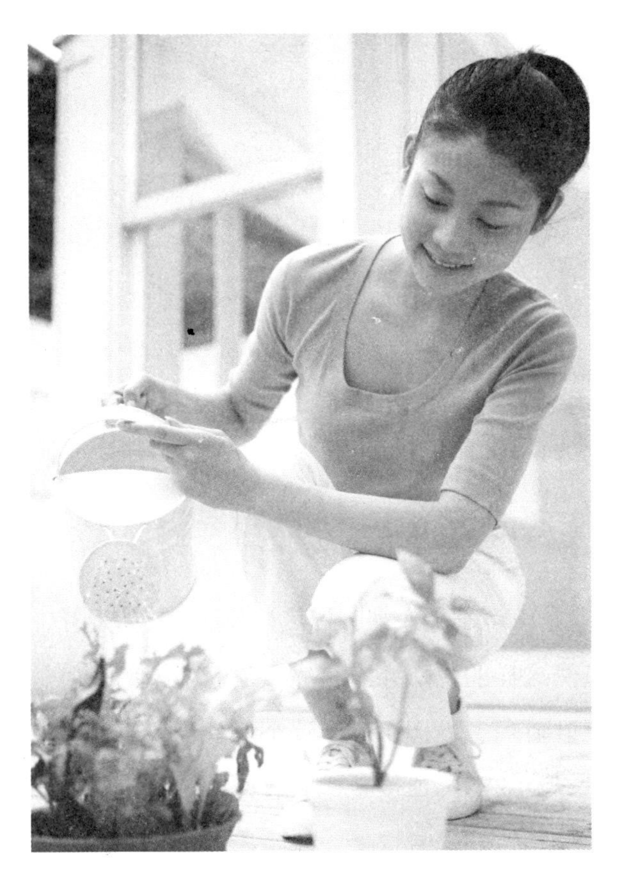

与男性一旦肾脏出现问题，性能力便下降的明显症状相比，女性肾脏出现问题，往往较为隐性，特别是“肾虚”这一症状在西医领域中较无法立即判断出来，所以很多女人会忽视这一点。

女人一旦出现更年期提前、早衰、月经不调、皮肤松弛、脱发、满脸长斑、身材变形等一系列的症状，且多方求助却始终不能改善，就应该考虑一下了：你的肾脏还好吗？

因为上述种种问题都有可能是由肾脏问题造成的。中医说，养肾即养命；对女人而言，养肾即养颜。哪个女人不希望自己神采飞扬、顾盼神飞？肾虚夺走了女人白皙的肤色、顾盼飞扬的神采、健康的体魄——失去了健康的女人就如同开始枯萎的花朵，想要恢复往日“红颜”，就必须要通过恰当的养肾，将肾虚赶走。不过，大部分女人并不清楚什么是肾虚，是什么原因引起的肾虚，更不知道该如何改善肾虚的状况，不知道如何才能养好肾，让自己的青春常驻、

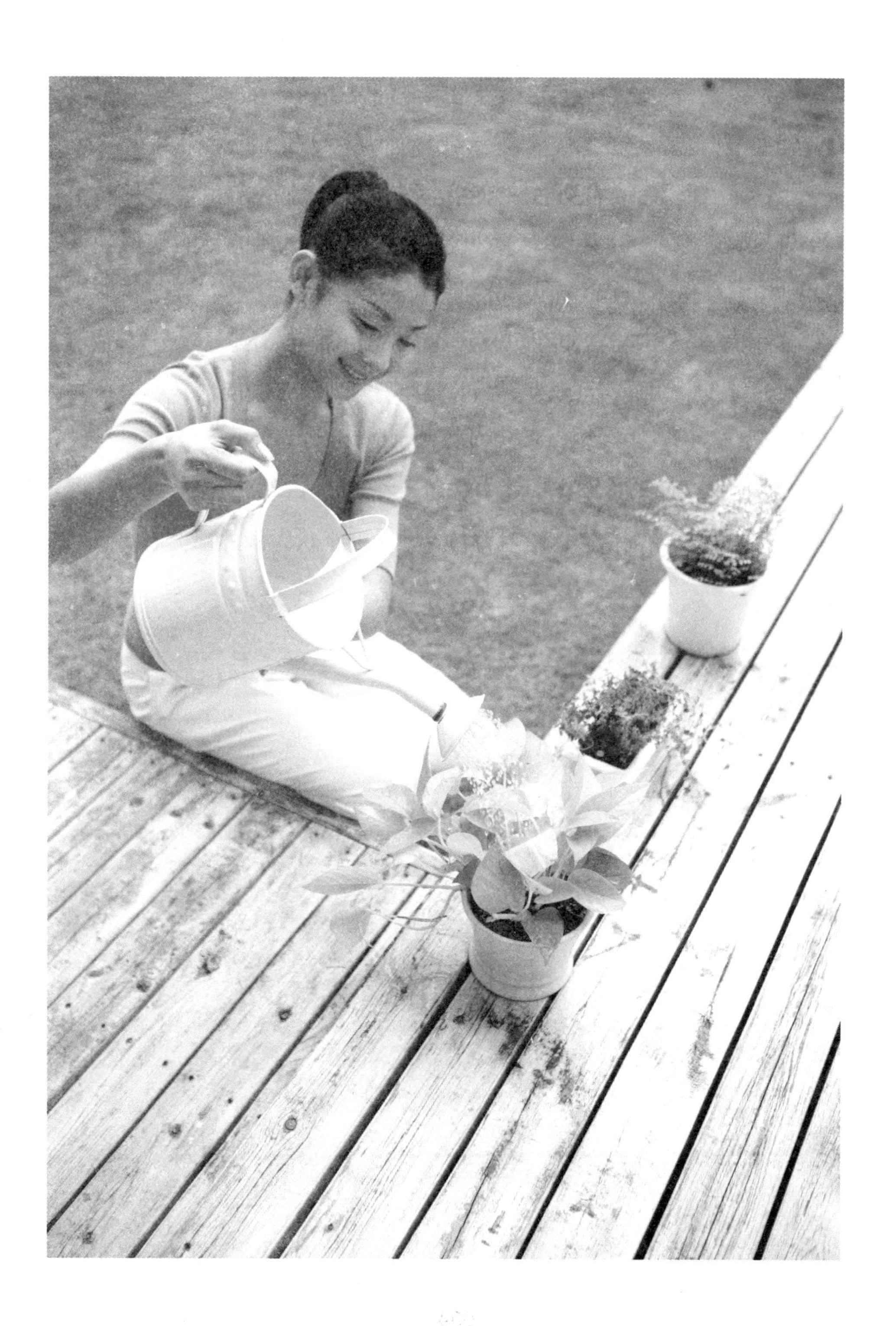

美丽永葆——如果你也是这大部分女性朋友中的一员，那就不妨翻开本书。

作者结合当代女性的生活方式，用传统中医方式，将养肾的精华更科学也更简易地化成文字，一一写入书中。从现在起，你只需要学习书中详述的理论和方法，并且确实地去执行，就能以最小的代价，得到最大的养肾效果，避免肾虚找上门。同时，你更能在学习、实践的过程中，一点点地发现：曾经因肾虚而流逝的美丽正在一步步地回归。

你肾虚了吗？你发现自己的美丽正在因肾虚而渐渐流逝吗？打开本书吧！它将告诉你，如何养好肾，做一个从内到外都健康的漂亮女人！

目录 CONTENTS

肾一虚，女人立刻变丑

Chapter
02

通经养肾，“养”出美丽女人

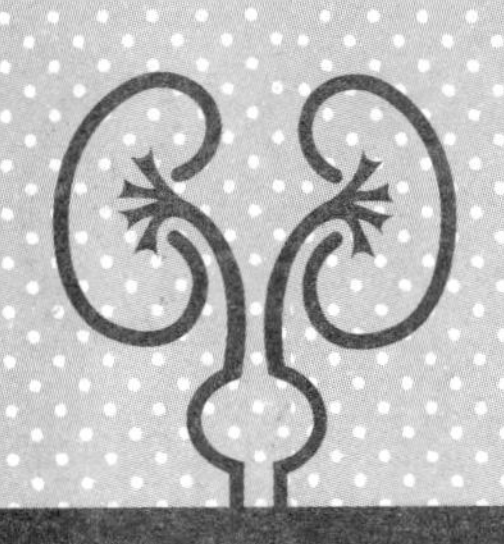

运动养肾，美丽女人“动”起来

Chapter 04

食疗养肾，美丽女人“吃”出来

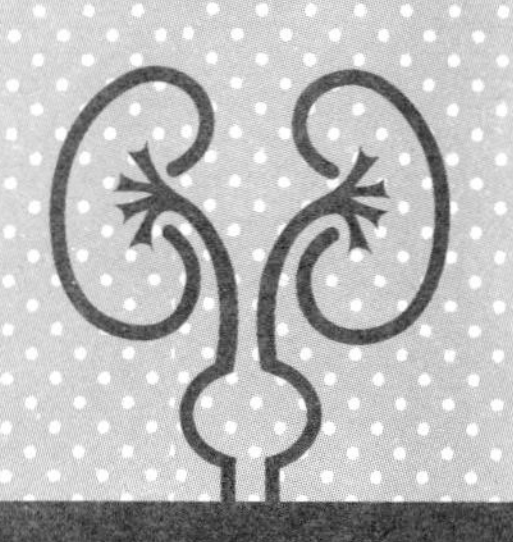

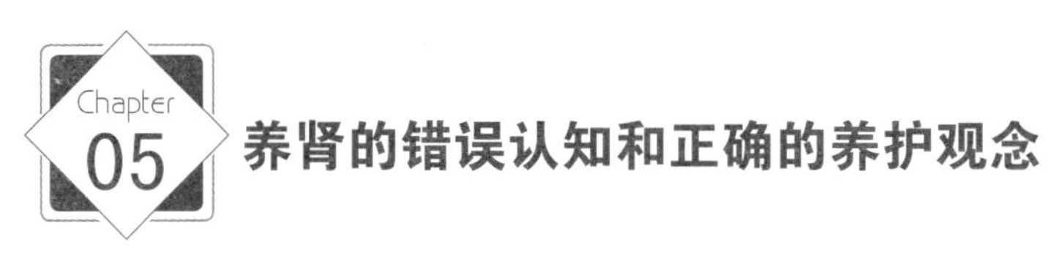

养肾的错误认知和正确的养护观念

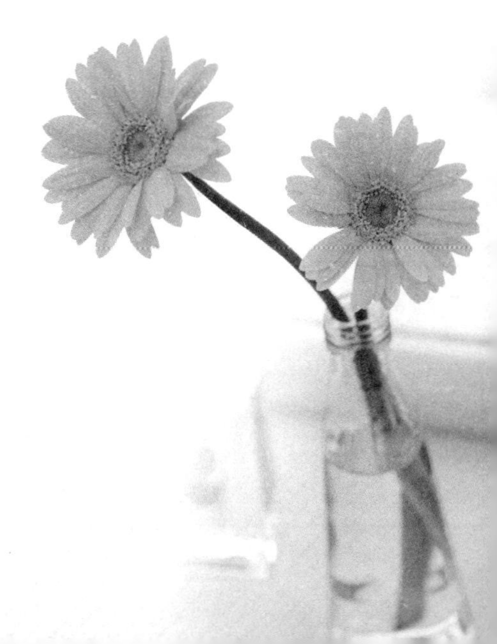

在西医看来，肾脏主要是负责调节人体液体与平衡新陈代谢的器官，但在中医的角度来看，肾脏有着更大的作用：中医素来将肾视作“先天之本”“正气之源”，如果能够巩固根本，正气自然充足，人体就有足够的能量去清除有害物质。换句话说，倘若我们想要拥有白皙的脸蛋、炯炯有神的双眼、健康的子宫，甚至姣好的身材，皆和肾脏息息相关。不管肾脏出现阴虚还是阳虚，都会影响女人的健康与容貌。

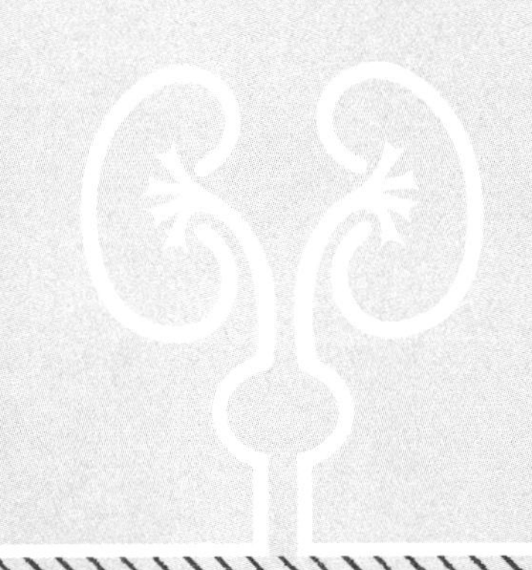

肾一虚，女人立刻变丑

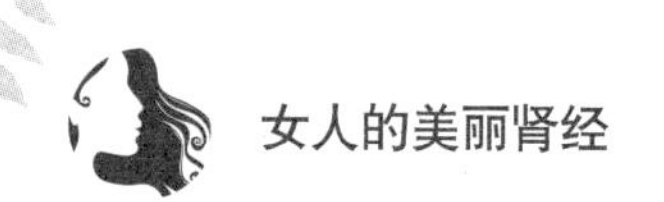

肾虚不虚，看女人的外貌就知道

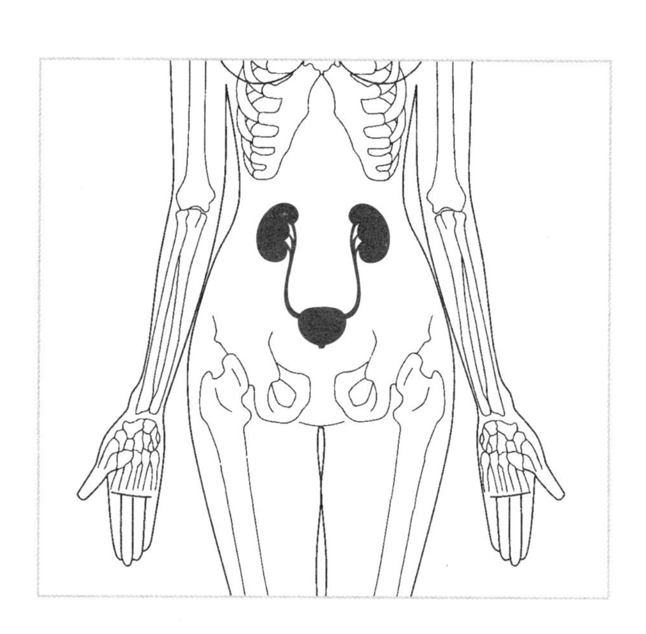
位于 1 至 3 腰椎处的肾脏

大部分的人都将肾虚视为“男性专属病”，特别是年少貌美的年轻女孩，很难将自己与肾虚联系在一起。殊不知，肾脏这对安静地躺在人体腰部 1 到 3 脊椎位置处的双胞胎姐妹，恰恰是女性健康与美丽的发动机——可以说，女人容颜的好与坏，关键在于自己的腰部两侧。

肾虚种类繁多，但不管是哪一种肾虚，只要发生于女性，便会直接在脸上彰显出来。一旦发现自己眼圈发黑、脸部浮肿且斑点增多，你就要考虑一下了：你的肾脏真的还好吗？

一般来说，肾虚的女人脸部会出现以下变化。

· 从黑眼圈开始，发展为面色暗淡

如果你一觉醒来，发现自己变成了“熊猫眼”，千万别忽视它，别以为只是晚上熬夜过了头，只要积极补充睡眠，黑眼圈自然会消失不见。多数是几天过去了，不管你怎么补充睡眠，黑眼圈都不会消失。镜子前的你是不是就开始紧张了呢？

黑眼圈是日常生活中一种常见的面部异常情况，一般来说，遗传体质、睡眠不足等都可以诱发黑眼圈。其实，黑眼圈久久不散往往是肾虚的表现，而且不论先天或是后天肾虚，都会让“熊猫眼”赖着不走，它们的存在就是在提醒着女性：你有肾虚的现象！

不过，在七大原因形成的黑眼圈中，肾虚诱发的黑眼圈便占据了两项。

七大原因，引发“熊猫眼”

先天性肾气不足，后天房事过多、操劳过度、饮食不节等原因，都会导致肾气亏损，引发肾虚，让体内精气无法通过肾脏“蒸腾水化气”的作用运用于眼部，两眼缺乏精气滋润的情况下，黑色便会浮于皮肤上，因此眼圈也会发黑。此外，女性肾虚时间过久，也会造成月经不调，黑眼圈就会日渐加深。

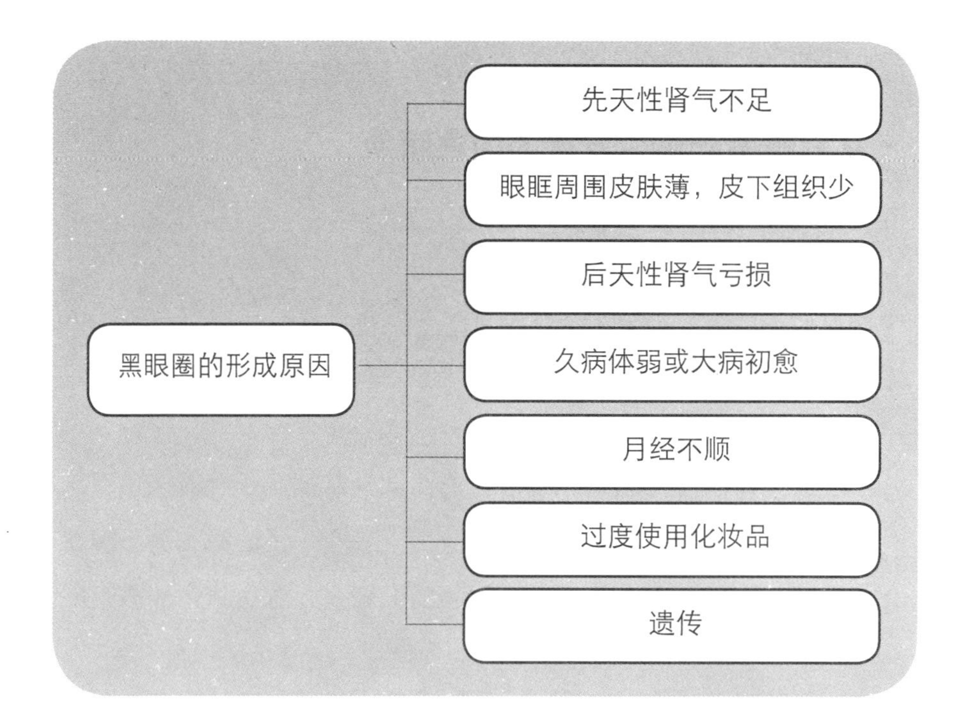

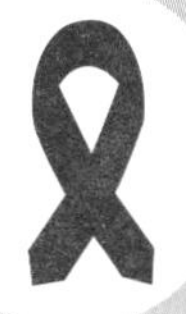

逆转肾关键

注意！肾虚引起的熊猫眼长这样

◎ 眼周发黑，且在彻底休息以后没有明显减退的迹象。
◎ 进行性生活或是体力支出较多时，黑眼圈会进一步加重。
◎ 不仅眼周发黑，而且双眼暗淡无神。
◎ 因皮肤得不到充足的肾气滋养，眼周下方小皱纹增多。
◎ 后天性肾虚引发的眼周发黑，除有上述症状外，还会逐渐出现白皮肤者肤色日益发黑，黄皮肤者脸色变得暗沉的情况。

和起因于眼周的生理构造，或是过度使用化妆品等原因引发的黑眼圈比较起来，肾虚诱发的黑眼圈往往无法通过多休息、少伤害眼部肌肤来减轻。除非肾虚情况获得改善或彻底治愈，否则，这种由肾虚导致的“熊猫眼”是无法自行消退的。

更重要的是，若你在黑眼圈出现后依然不重视肾脏问题，则黑色素很可能会在身体内越来越猖狂：起初，你只是眼圈发黑，随后，连面部也开始变黄，皮肤也开始发暗了，而且，不管自己再怎么做足防晒，再怎样调整作息，肤色还是暗淡无光——这些其实都是肾虚在作祟。

· 为什么肾一虚，脸色就暗淡

中国素有“五行”之说，而中医又将“五色”“五脏”与“五行”联系在一起。从下页表格中我们可以看出，五色之中的“黑色”与五脏里面的“肾脏”，其五行属性皆为“水”，可见，黑色与肾为同类项，所以，《黄帝内经》有“黑属肾”“肾色黑”之言论，因此，凡皮肤由白转黑、脸色暗沉、眼圈发黑，都是肾虚的表现。

此外，现代肾病医学认为，肾脏功能不佳时，首先会表现在面部组织较脆弱的地方，而人的眼睑部位与其周围组织很薄，肾脏问题往往会直接导致这些薄弱的地方长时间处于收缩状态下。

这种收缩会造成细胞与细胞之间无法形成水分与营养物质的交换，造成毛细血管充血，血流不畅的情况下，微循环发生障碍，黑眼圈自然会出现。若肾脏问题持续得不到解决，则体内血液形成淤积，脸部自然无光而暗淡。

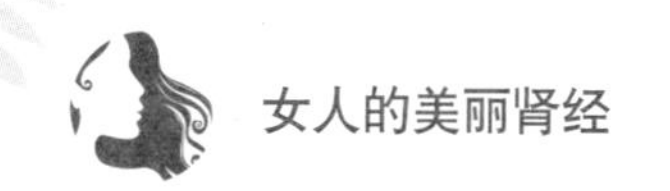

看来，想要彻底解决以黑眼圈为代表的肤色问题，首先要重视肾脏，使肾脏的功能恢复正常。

中医五色、五行、五脏对应之说					
五色	青	红	黄	白	黑
五行	木	火	土	金	水
五脏	肝	心	脾	肺	肾

· 全身浮肿，脸大了一圈

有些女性在晚上睡觉前还好好的，早上起来发现，不仅眼皮浮肿、上不了妆，而且整个脸蛋也比原来大了一圈。

三大浮肿，警示你的肾虚了

肾虚意味着肾之精气失调，水的代谢便会发生障碍，使肾“管不住”水。肾主水之功能一旦异常，多余的水便会在体内堆积，凡是身体组织较为疏松的部位都是堆积的重点部位，外在表现为浮肿。肾虚引发的浮肿虽然呈现为全身性，但重点表现在脸颊、眼睑、手三大部位上。

脸颊浮肿

晚上休息时，头部位置往往较低，所以体内多余水分会聚集于脸部，引发水肿，而脸颊又是脸部较松弛的地方，因此，脸颊处的浮肿往往最为明显。以手指中力度按脸颊时，会发现脸颊上有明显白印，且皮肤不是立即弹起，而是缓缓弹起。

眼睑浮肿

虽然睡前饮水过多或如营养不良等一些病理性因素同样会引发眼部浮肿，但此类浮肿多为上眼睑部位浮肿重于下眼睑部位。肾虚引发的眼部浮肿表现在上下眼睑部位浮肿同样明显，而严重肾虚者甚至会出现下眼睑部位肿胀程度明显高于上眼睑部位的症状。这是因为脸部水分在循环过程中，下眼睑处比上眼睑处更容易积水而导致的。

手部浮肿

肾虚会导致神经末梢供血不足，血液与水分循环不畅。体内血液有固定流向，但水分却会在以手为代表的神经末梢处停留，形成明显的水肿。这种情况下的手肿是手掌与手心皆有明显肿胀，手指蜷曲握拳时，往往不用力便无法握紧，且手部皮肤紧绷感明显。

肾虚造成的水肿与其他原因引发的水肿不同的是，饮水导致的水肿在刚刚起床时较为严重，可起床活动一段时间后便会渐渐消失；

但肾虚引发的水肿只会有所减轻——除非肾虚被缓解或治愈，否则，水肿情况将一直存在，并会以轻重不同的方式不断表现出来。

肾脏水分调节功能正常，方能滋养女人

肾脏的水分调节功能对人体的重要性在中西医中都有提及，但中医与西医的观点有所不同：西医认为，人体水分代谢是由包括肾脏、脾、胃等多个脏腑共同参与的复杂生理过程；中医则认为，进入人体的水分是透过肾脏来进行代谢的。早在春秋战国时的中医典籍《黄帝内经・素问・逆调论》中便有语："肾者，水脏，主津液。"其意即指，肾脏拥有主持与调节人体水分代谢的功能。

水分在进入人体后，会在肾脏的调节作用下，散布到全身，滋养五脏六腑、四肢躯体。代谢后的水分也要经过肾脏才会转化成尿液、汗等排泄物排出体外。

女人是水做的，处于亏损状态下的肾脏能量不足，气化作用无法充分发挥，五脏六腑、四肢躯体得不到水气的滋养，这样的女人自然是"水润"不了的。

・头发日渐干枯，脱发与分叉增多

头在人体中处于极其重要的位置，中医更是赋予它极多的意义，比如，将头看成是"阳气交会之所"，是"元神之府"。

这种"元神之府"的论述在古代医书中多有提及，清代著名医书《诊脉三十二辨》便指出："头为肾所主，肾之华在发"，肾脏

健康、肾气充盈的女性往往头发乌黑、浓密而有光泽；相比之下，肾虚的女性则往往头发干枯无光，发梢分叉极多，且伴有头发掉落增多的症状。

肾好，发质才能好

肾虚导致的发质问题在中医看来是肾中精血不足的缘故。头发的生长与脱落、润泽与枯槁，不仅取决于肾中精气是否充养，因血液之滋养，故“发为血之余”。血液将营养输送到毛发，因此，精血充盈的女性，其毛发也旺盛，而精血不足者，则毛发衰落。

同时，中医有“气血精同源”之说，气、血、精三者之间可以相互转化、相互作用。处于“二八年华”的女孩子们肾精充足、气血充足，她们的头发也多是乌黑到发亮；中老年妇女往往有肾精亏损、气血不足的症状，因此，她们的头发白的多、黑的少。

女人是血气养成的精灵，肾脏健康，配合合理的生活节奏，伤阴耗血的概率自然低，出现白发、掉发的概率也会大大下降。

· 脸上日日“加斑”

某日早上，你起床照镜子，却发现脸上赫然一块黄褐斑，斑点不大也不小，就在那里碍着你的眼、伤着你的心——斑可是爱美女人的大敌。于是，种种保养品齐上阵，期望可让斑点早早消失。未曾料想到，那斑点就像是准备好了要扎根一般，不打算退却，甚至还有日渐增多的趋势。

突然脸上长斑，皮肤状况不佳，大多与肾虚有关。从下面的图表中我们可以看出，外因性的长斑大多可以通过恰当的方法解决，但内因性的长斑多与肾脏功能不佳有关。

内分泌异常，让脸部时时加“斑”

清代医书《医学渊源论》指出：“精藏于肾，人尽知之。”这种“藏精”又分为藏“先天之精”与“后天之精”。

- “先天之精”又称“生殖之精”，与人的生育、繁殖能力息息相关。
- “后天之精”又称“脏腑之精”，脏腑消化水分、食物，并将它们进一步转化成人体所需要的能量，与人的生长发育息息相关。

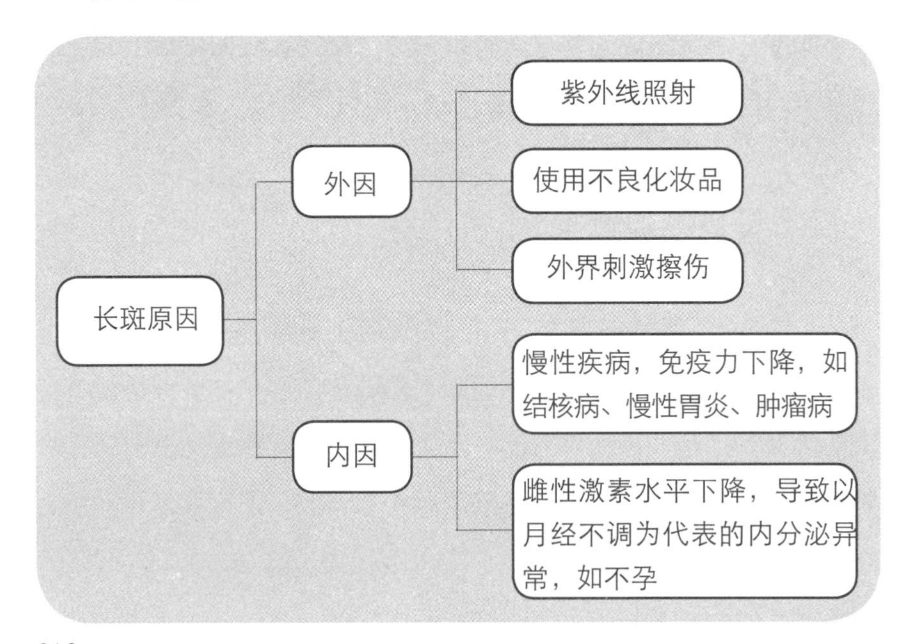

女性生殖系统是在肾脏精气的呵护之下逐渐地发育成熟的，若肾精不足，则女性的生殖功能、内分泌系统都会受到影响。这种影响在内表现为生殖系统出现月经不调、难孕，甚至不孕等，在外则脸上时不时出现以黄褐斑为代表的“活性斑”。

色斑可分为“定性斑”和“活性斑”两大类，前者无法通过有效的调理去除，且非常稳定，不易受外界因素影响而变化；但后者却可以通过调理渐渐消除。为了不使脸上的“活性斑”转化为“定性斑”，及时针对个人肾虚情况进行调理，方是“早早下斑”之正途。

原来，黄脸婆、黑眼圈等预示着女人变丑的迹象，都是“肾虚”在背后作祟——肾虚一旦与“变丑”联系起来，就远比“生病”更惹女人关注。而这种“变丑”的真实存在，也印证了这样一个事实：唯有肾气充盈，女人才有机会美丽如花。

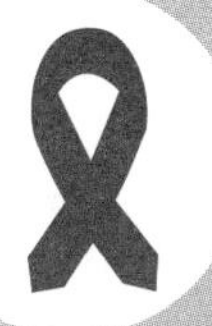

逆转肾关键

肾虚引发内分泌异常的具体表现

长期处于肾虚状态下的女性，其内分泌异常往往会表现出内外两种症状。

内在症状

◎ 成年期性欲低下。
◎ 子宫与卵巢等生殖系统提前衰老，甚至导致不孕、难孕等生殖问题。
◎ 由突发性月经不调，转化为长期月经不调。

外在症状

◎ 脸部出现活性斑。

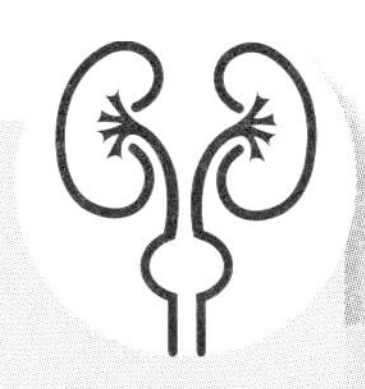

小测试

你是个肾虚的女人吗?

请根据自己最近一周的情况回答以下问题，并在“是”与“否”的选项中做出选择。

是　否　1. 将少许尿液倒入一杯清水中，水变得浑浊起来。

是　否　2. 在正常饮水的情况下，夜间起尿的次数在 3 次以上。

是　否　3. 早上起床时，眼睛浮肿，且许久不消。

是　否　4. 在不提重物的情况下，走到 3 楼便两腿无力了。

是　否　5. 总是感觉全身无力，精神萎靡。

是　否　6. 坐在椅子上看电视，不到两个小时就腰酸。

是　否　7. 在厨房里做饭，站立超过一个小时，两腿便发软。

是　否　8. 哪怕工作不多，也总想闭目养神，不愿意思考问题，注意力不集中。

是　否　9. 洗头时，发现头发大量脱落。

是　否　10. 夜间睡觉时，有睡意却睡不着，好不容易睡着了，又睡睡醒醒。

评分标准

每选“是”得 1 分；选“否”不计分。

具体结果

◎ 若你的回答在 1 到 3 分之间，则你的肾功能很健康，希望你继续保持下去！

◎ 若你的回答在 3 分以上就要注意了：你的肾虚症状已经很明显，得赶紧对症调理了！

谁说女人不需要补肾

很多人将补肾视为男性专利，这其实是一种错误的认知，别以为肾脏只是控制男性性能力的器官。事实上，不管从中医、西医的角度，还是从健康养护与容颜呵护的角度来看，女性补肾都更有其必要性。

· 不论中西医，肾脏的地位一样重要

虽然中西医都强调女性养护肾脏的重要性，但中医、西医两个系统，它们对“肾脏”的定义是截然不同的。

西医观点：肾是排毒、代谢的“环保”器官

在西医的观点中，肾脏指的就只是实质的肾脏器官，并不包括体内的其他器官。西医认为，肾脏是泌尿系统中的重要器官，更是人体主要的排泄器官，它与人体的多种代谢密切相连。

排泄代谢产物与有害物质

现代人生活在一个充满毒素的大环境中，阳光、空气、水与食物都受到了不同程度的污染，再加上生活不规律、饮食不均衡、生活压力大等因素，往往会造成毒素在体内大量积累。若体内“环保”器官不利，各类毒素便会在细菌作用下产生大量的有毒物质。

一旦肾脏排泄、代谢功能出现障碍，这些有毒物质的排出就会受阻，它们便会随血液循环至全身，还会转而通过皮肤向外渗溢，令皮肤变得粗糙，在诱发黑斑、体臭、皮疹的同时，更有可能导致女性身材走样。

所以说，现代女性面临的最大挑战，不只是抵御外来的毒素，还得积极地想办法排出体内毒素，这时，肾脏的功能是否健全就更显得重要了，因为肾脏可以在保留对人体有益的水分与营养物质的基础上，将体内新陈代谢的产物与其他一些进入人体内的毒素滤出，并以尿液的形式将这些有害物质排出，从而保证体内环境健康。

调节内分泌

对女性而言，内分泌是一个熟悉的名词。青春期的小女生一旦长痘，便会说自己内分泌失调了，但真正的内分泌并不仅仅是决定长痘与否这么简单，它还是女性健康与容貌的决定者。简单来说，女性是否漂亮、身体是否健康，与内分泌调节是否正常有很大的关系。

肾脏调节内分泌的功能主要表现在以下四点：

●肾脏会分泌肾素，肾素能够调节血压与水、盐分代谢。

●通过分泌红细胞生成素，参与造血，刺激体内血液增殖、分化，促进血红素的合成。

●分泌维生素 D，参与调节钙、磷代谢，发挥维持骨骼正常结构与功能的作用。

●一旦肾功能不全，体内如胰岛素、胃肠激素等内分泌激素便会明显延长，易引发全身性代谢紊乱。

若肾脏出现问题，女性便会出现以皮肤变差、经期紊乱、脾气暴躁为代表的内分泌疾病。只有养护好了肾脏，其内分泌调节功能才能健全，女性代谢紊乱症状才能有效减缓，女性的身体健康与容颜美丽才能得到保持。

维持酸碱平衡

健康的人体体液应呈弱碱性，这种状态在生理上被视为酸碱平衡，唯有体液保持酸碱平衡，方能使各项生理机能处于最佳状态。美国医学家、诺贝尔奖获得者雷翁教授认为，80% 的慢性疾病都是由体液酸碱不平衡导致的，而且，体液酸碱不平衡还会令女性皮肤出现问题，同时更会影响受孕情况，也就是说，在整个孕期、哺乳期，女性体液酸碱平衡，才有可能让宝宝健康。

而要维持身体的酸碱平衡，肾脏的重要性就不能被忽略，通过排出、控制体内酸性与碱性物质的排出与回吸，来维持人体的酸碱平衡，正是它的主要功用。通过上述三种功能可以看出，肾脏是维持人体体内环境稳定、维持良好新陈代谢的重要器官，同时更是保证女性获得健康体魄、美丽容颜的重要器官。

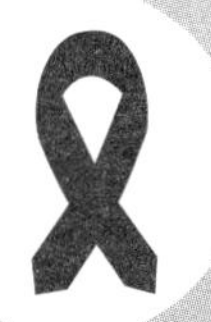

逆转肾关键

内分泌失调，诱发六大伤害！

◎皮肤变差：之前亮丽的皮肤变得暗淡，甚至莫名长斑，使用再高档、名贵的护肤品也无济于事。
◎脾气暴躁：月经前几天的急躁大多是内分泌失调造成的。
◎经期紊乱：出现月经不调甚至过早闭经的情况。
◎莫名肥胖：管住了嘴，甩开了腿，但喝口白开水都能长肉。
◎不孕症：卵巢、子宫等生殖器官未出现器质性病变，但不论如何努力就是不能怀孕。
◎妇科疾病：子宫肌瘤、乳腺肿块、卵巢囊肿……大多是长期内分泌失调导致的。

中医观点：肾为先天之本

“肾”在中医中被抬至极高地位：“肾者，精神之舍，性命之根。”“人之有肾，犹树之有根。”不过，此处的“肾”并非单一的、实质器官的肾脏，同时也涵盖了心、肺、肝、脾、膀胱以及男女生殖器官的功能，因此，它是包含上述脏器的一个整体概念。

肾为脏腑之首，主管女性身体健康

中医里有“五脏六腑”之说，其中：

●五脏为心、肝、脾、肺、肾，主要功能为储藏精气。

●六腑为胆、胃、小肠、大肠、膀胱、三焦，主要功能为消化食物，吸取其精华，排出其糟粕。

在“五脏六腑”学说中，“肾”为先天之本、脏腑之首，是身体的阴阳之根，各个脏腑的阳气全赖肾阳温养，各个脏腑的阴气全赖肾阴滋润。

从这一角度来说，唯有肾脏健康，女人才有机会拥有健康的体魄，各个器官才能各司其职，身体才可能达到平衡。

肾为生命根本，左右女性多个系统功能

中医领域中，肾脏对女性的重要性主要表现在以下几大方面。

藏精气，主管生殖、生育

肾脏可储藏精气，为人体生殖、造血、生长发育、防御疾病的基础。女性肾阳不足时，子宫会失于温煦，进而出现下腹部坠胀、疼痛，这种坠胀、疼痛往往能在热毛巾敷过以后得到明显的缓解。

这种情况在中医被称为“宫寒”，并随症出现白带增多、月经失调的症状。

百病起于风寒，因肾阳不足而导致的“宫寒”会导致女性子宫失养，引发如阴道炎、宫颈炎等各类妇科疾病，严重时，还有可能造成女性不孕。

负责纳气，对呼吸运动进行协调

肺主呼吸，肾主纳气，中医认为，呼吸并非单由肺部管理，而是以“吸气靠肾、呼气靠肺”的运作方式运行的。肺与肾配合良好，方可正常且平和地呼吸。若肾气虚弱，则吸气困难，呼多吸少，动则耗气，造成一动就喘气、出汗的情况。

主水，调节体液平衡

人体包括皮肤在内的所有细胞，大部分的成分都是水分，一旦水分充分，人体便会充满活力，抵御严酷环境、修复自身的能力便会极强，而一旦水分缺乏，人体细胞便会缺乏活力。

仅拿皮肤来说，皮肤的年龄与皮肤含水量息息相关。美国科学家曾取过皮肤标本检测，检测发现，同样是 20 岁，体内体液平衡的女孩，其皮肤含水量保持在少女状态；体内体液失衡的女孩，其皮肤水分已流失到了中年人的程度。可想而知，体内水分平衡对女性保持美丽是多么重要啊。

肾脏不仅负责调节全身水分，同时也调节人体内如葡萄糖、氨基酸等物质，使它们维持平衡，让身体呈现出年轻与健康的状态。

主骨生髓，以血滋养腰部大筋

中医理论中，肾是负责管理骨骼的，骨髓又可造血，因此，肾也有间接的造血功能。女人想要美丽长久，就必须要重视血液滋养。更重要的是，腰是肾之所在，一旦肾虚，血液供养不足，肝脏血变少，便会形成“血不养筋”的情况。而人体腰椎两侧都有支撑、连接人体的大筋，一旦血不养筋、大筋松弛，女性走起路来便会给人萎靡不振、腰部无力的感觉。

综合以上，我们可以得出一个结论，在中医里，“肾”功能涉及生长、发育、衰老、生殖、骨骼、造血、呼吸等多个方面，一旦肾虚，就会引发一系列的病理变化，影响女性正常的生理状况，损毁女性容颜。因此，维护肾功能强盛、防止肾虚，是保持女性美丽、提升女性健康度不可忽视的重点。

· 养护肾脏，红颜方能不老

除了可提升身体的排毒与调节内分泌的能力外，养护肾脏对女性来说，还有延缓衰老、滋养身体的作用。

保养肾脏，即是延缓衰老

整个生命过程中，因为肾中精气有一定的盛衰变化，人体也会在生、长、壮、老不同阶段展现出不同的生理状态。

●幼年时，肾精会随着身体的成长而逐渐地充盈。

●青壮年时，肾精会进一步充盈，并在这一时期达到极点，外在呈现为身体健康、筋骨强健。

●老年时，肾精衰退，身体逐渐衰老，全身筋骨运动开始不灵活，齿摇发脱，呈现出老态龙钟之相。

如果说人是棵大树，那肾便是大树的树根，根深方可叶茂。同样，肾好，身体才能好——这一点不管男女，都是通用的。

保养肾脏，即是滋润女人

既然女人是水做的，那么，女人要如何滋润自己？

美容保养，重在肾脏

肾是气血生化之源，从中医角度来说，女人要补血，最重要的就是滋阴，即通过保养肾阴使气血充盈，并以此来滋养五脏六腑，因此，想要拥有美丽而健康的身体，就必须将肾虚挡到门外。

女性的四大重点期

女性有经期、孕期、产期、哺乳期四大特殊时期，而这四大时期虽然各有其独特的生理特点，却皆依赖肾精、阴血为运作基础。所以，肾精、阴血在女性体内往往极易损耗、缺失。

由此可见，女性更应重视肾虚症状，且更需要补肾。

想养颜，辨明体质阴阳才是王道

肾虚并非只有一种类型，想要养护肾脏、重获美丽，我们就必须要先搞清楚自己是哪一种类型的肾虚。中医里的肾脏问题有“肾阴虚”与“肾阳虚”两种截然不同的概念。情况不同，改善方式也有所不同。

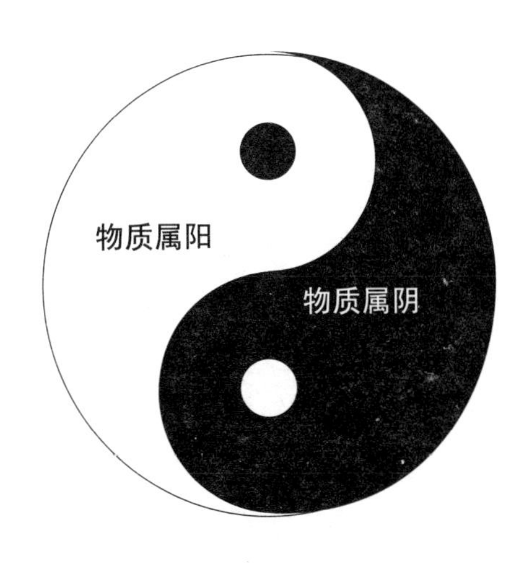

太极常被视为阴阳的象征

· 辨明阴阳，是补虚强肾的前提

在中医“阴阳”理论中，阴为精、血、津液等“物质”，阳为水气蒸腾、血液循环等“功能”，而“物质”与“功能”之间又存在着相互依存的状态。比如，阴精必须要阳气的作用，才能被身体所吸收与利用。

阴阳可相互转化，且此消彼长

中医认为，肾脏是阴阳的根本，其中藏有元阴（肾阴）、元阳（肾阳），是人体物质与功能的总储藏基地，又是推动生理活动的场所，因此有“先天之本”之说。

肾阴

又有元阴、真水、真阴之说，指肾的物质与结构方面。中医认为肾阴是人体阴液的根本，对包括五脏六腑在内的各个器官有着滋养、濡润作用。

肾阳

又称元阳、真火、真阳，在中医中被视为人体阳气之本，并对人体各脏器、组织功能产生推动和温煦的作用。

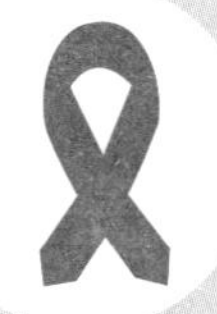

逆转肾关键

阴虚、阳虚，不可乱补一气！

◎ 肾虚人群中以肾阳虚者居多。
◎ 阴虚阳补或阳虚阴补，皆无法达到补肾效果。
◎ 不辨症状补肾，可能造成肾脏负担，引发更严重的疾病。

肾阴与肾阳代表身体的营养物质与生理功能，肾阴一方面为肾阳提供能量，另一方面，肾阳又促进肾阴在体内储备，它具体反映的就是肾阴与肾阳之间相互依存、相互制约的关系。

建立在肾阴与肾阳的理论基础上，便有了肾阴虚与肾阳虚两种不同的肾虚类型。

两类肾虚的差别与“流行性感冒”和“普通感冒”之间的差别一样大：它们是由不同原因引发的肾脏虚亏，因此需要在辨明症状以后再进行有针对性的治疗。

· 五观法，简易辨明阴阳两虚

中医有“五观法”，女性可根据舌象、精神、寒热、病痛、面色五方面情况来辨明自身是阴虚还是阳虚。

①观舌象

阴虚女性舌齿发红，舌形瘦，舌苔少且薄；阳虚女性舌齿淡粉，舌形胖，舌苔发白且厚。

②观精神

阴虚女性烦躁不安，易发火；阳虚女性畏寒，四肢发冷，气短懒语，常有疲惫感，抑郁不欢且爱哭。

③观寒热

阴虚女性怕热，手心烦热，爱出热汗；阳虚女性怕冷，手脚发凉，爱出凉汗。

④观病痛

阴虚女性腰酸；阳虚女性腰痛。

⑤观面色

阴虚女性颧骨发红，脸为绛色；阳虚女性面色青白，且无光泽。

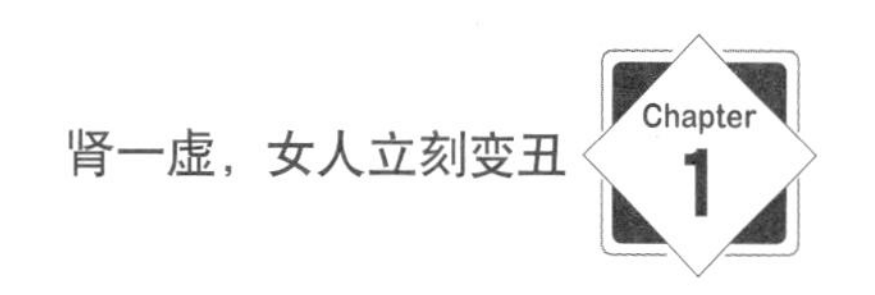

明辨区别，方可对症调理

肾阴虚与肾阳虚最大的区别在于，肾阴虚是物质上的缺乏，而肾阳虚则是功能上的退化。因此，除了我们之前提到的女性肾虚普遍会出现的各类面部症状以外，中医还有“阴虚生内热，阳虚生外寒”之说，意思是，肾阴虚与肾阳虚因引发原因不同，其症状也会有所不同。

肾阴虚：内热导致体内阴液不足

女性若出现肾阴虚，则会因肾能力不足而出现以下症状。

●因阴液、阴津不足，全身骨骼失去滋养，导致腰膝酸软、全身无力。

●肾阴不足，脑部得不到充分的滋养，会伴随性出现头晕、耳鸣、健忘等症状。

●心脏津液不足，多有烦躁不安、心烦感。

●哪怕疲惫不堪，夜间也会失眠。

●阴虚导致内热，虚热内蒸，致使午后潮热、盗汗症状频繁出现，并有明显口干、颧骨发红的症状。

●因体内燥热，肾阴虚的女性会有舌头发红，且口水变少的症状。

●若手试脉搏，则会发现脉搏跳动细而弱。

●肾气充盈方可气血调和，而肾阴虚引发的气血不足往往会导致女性月经周期紊乱。

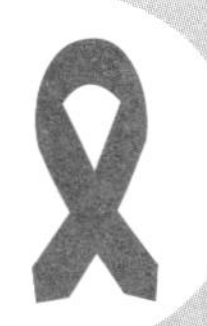

逆转肾关键

阴虚、阳虚？最简单的分辨法

容易上火、体质炽热多为肾阴虚；
容易发冷、体质阴冷多为肾阳虚。

一般来说，肾阴虚易发于中年、青年女性，不过，老年女性若出现肾阴虚，便会比一般老人更易出现脱发，且皮肤较早发白，眼花的情况也会比一般老人提前，并会有耳鸣、耳背、牙齿松动的症状。

肾阳虚：功能减弱引发全身性症状

肾阳虚是由于肾脏功能出现了问题，一旦肾脏功能出现问题，身体的各个器官功能就容易出现障碍，这可是不争的事实。

●整日精神不振，看起来没有活力，且容易疲劳。

●哪怕是炎炎夏日，也会有畏寒怕冷、四肢发凉的症状，且身体发沉。

●腰膝酸而痛，腰背处时不时有冷痛感，全身筋骨使不上劲。

●性欲减退，白带清而稀少。

●因为肾虚导致的气血不调，子宫得不到润养，小腹常有胀痛感，准备怀孕的妇女还会出现难以受孕的情况。

●体内气滞血瘀，导致全身经络不通，引发月经延后或以量少、有血块、色暗或痛经等为代表症状的经行不畅。

●平日有气短、虚喘情况，舌头发白且肿大，在边缘处有明显牙齿痕迹。

●听力下降，或有耳鸣出现，记忆力明显减退。

此外，肾为命之本，一旦肾脏功能减弱，就容易出现病症，因此，相较于健康女性，肾阳虚的女性自然更易罹患疾病。

看到这里，大家一定也发现了，由于“肾阴虚”与“肾阳虚”同发于肾脏，因此也有一些症状是相似的，比如，腰膝部位易出现问题，只不过肾阴虚是腰膝酸软，而肾阳虚则是腰膝酸痛。

不过，不管是阴虚还是阳虚，虚到一定程度时，都会出现“阴损积阳、阳损积阴”的情况，这也是肾阳虚的女性时间长了便会出现肾阴虚症状的原因。

在清楚了肾阴虚与肾阳虚的具体症状与辨别方法以后，为了避免原本肾虚的症状进一步加重，对症下药的“补肾”就必须积极进行了。

逆转肾关键

注意，肾阳虚会带来全身性疾病！

女性若不及时纠正肾阳虚，便会使自己面临更多疾病的侵袭。

1. 乳房、子宫、卵巢易生增生、囊肿、肌瘤。
2. 腰痛、关节等疼痛易由暂时性转成永久性。
3. 易罹患妇科炎症、泌尿系统感染等疾病。
4. 更年期易提前。
5. 易出现便秘或腹泻，形体虚胖或羸瘦。
6. 易罹患腰椎病、颈椎病、骨质疏松症等。

女性养肾要注意什么

与男性养肾侧重“养阳气、补元神”相比，女性养肾重在“保肾气”。

· 女子养肾，重在保肾气

中医认为，五脏各有其气，肾气先天之根本，关系着人的生长发育与寿元。对女性而言，在纠正肾虚的过程中，保肾气显得尤为重要。肾气对女性的作用主要表现在生殖、生长和发育机能等方面。

《黄帝内经·素问·上古天真论》中有语：“女子七岁，肾气盛，齿更发长。”在女性的整个成长过程中，肾气都有着极其重要的作用：肾气充足，则阳气充沛、子宫温暖，女性便经期正常、孕育功能良好；肾气不足，便有可能导致女性行经不顺、受孕困难。肾气严重不足者，哪怕勉强怀孕，胎儿也往往有先天不足之症，甚至会导致难产。

日常生活中，肾气不足主要表现在以下六个方面。

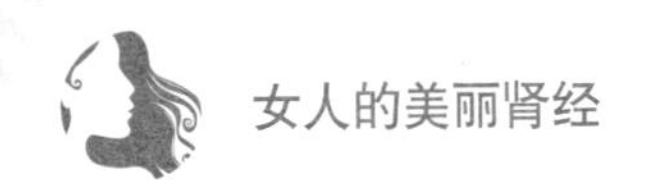

爱吃重辣或重口味的食物

爱食辣是脾胃功能变弱的表现。因脾胃无法得到肾气的滋养，故人对味道的感觉越来越弱，需食用味道厚重的东西将肾气调上来帮助运化。

小便时头部颤抖

肾气不足导致的颤抖是由气血两虚引发的：下边一用力，肾气向下走，导致上边肾气空虚，头部有冷感，自然会颤抖。

每天下午 5 点至 7 点发低烧

有些人认为，发高烧不好，但实际上，发高烧反而是气血充足的表现。人到成年以后，肾气、肾精都在走下坡路，发高烧便极少发生，发低烧情况增多。特别是在下午 5 点至 7 点的时候，很容易发低烧，而这却正是气血不足的表现，它在警示我们，体内肾气已经大伤。

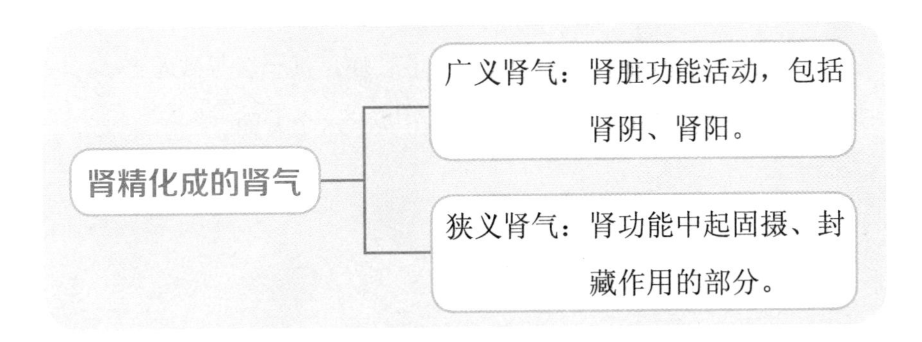

还年轻却已有不少白发

发为肾之华，头发是肾的外在表现，发之根在肾，老年人头发花白，是因为随着身体的衰老，他们的肾精不足了。而年轻人出现白头发，则是因为肾气、肾精过度消耗导致未老先衰。

春天手脚冰凉

春天是万物生发之季节，但有些人到了春季依然手脚冰凉，这主要是因为人体在冬日精气蓄养不足，导致春日供给身体的肾阳、肾精减少，精气无法到达四肢，便出现四肢冰冷的症状。

睡觉时总出汗

中医将睡觉爱出汗称为“盗汗”，并认为，汗为心液，盗汗多是因为肾气、肾阴两虚，无法收敛、巩固控制与摄取汗液而导致的，盗汗持续时间长更耗损气阴，从而危害身体健康。

若你发现自己出现了其中的一个现象，就证明你的肾气已经不足，需要补一下了。

· 四种错误的补肾行为，让补肾变伤肾

除了要注意肾气的保养之外，女性在养肾的过程中，更要注意不要犯下“补肾不当”的错误，以免肾没有被补好，反而被伤害了。

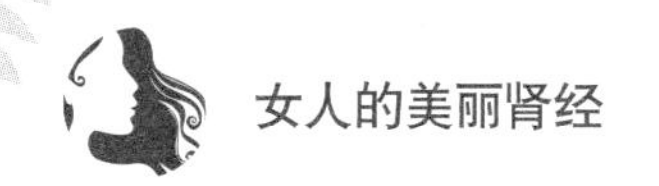

补肾，不是只补肾脏而已

“补肾便是补肾脏”，这是一种错误的认识，我们前面便说过，中医中的“肾”不是“肾脏”一个单一的器官，而是包括了生殖系统、内分泌系统与泌尿系统等功能的多个器官。虽然补肾在一定程度上对肾脏有帮助，但肾脏需要的不仅仅是补，更需要“排”——排出体内的废物与垃圾，处理多余的水分。

无法保证肾脏的健康而只是一味地进补，对健康是毫无益处的。要知道，肾脏器官受损是一个不可逆的过程，而一旦肾脏器官受损，养肾便会成为“空中楼阁”。

长期面对电子产品，伤肝更伤肾

在电子产品成为生活必需品的当下，很多女性虽然知道，长期面对电子产品会引发视力早衰，但她们却不清楚，这一行为也会造成肾脏受损。

虽然中医认为久视伤血，肝肾在人体的位置同属下焦；此外，肝藏血，肾藏精，精血互生，正如《黄帝内经》所说：“五脏六腑之精气皆上注于目。”由此可见，眼睛不仅需要肝来营养，更需要肾精滋养。因此，损伤眼睛其实就是在损伤肝肾。

滥用药物，导致毒素反毒肾脏

“是药三分毒”，肾脏有排毒之功能，极易受到药物影响。正常用药时，药物一部分会用于治疗疾病，而未用完的部分则由肾脏缓慢地排出。可是，滥用药物、不当用药时，肾脏无法处理过多的药物毒素，致使毒素在体内堆积，堆积到一定程度后，肾脏排毒的功能便会受损，脏器就会受到毒素反噬。

一旦女性体内毒素无法及时排除，想拥有美丽的容颜便会成为可望而不可即的奢望。因此，女性必须要谨记，服药皆有其潜在的危险性，一定要按医嘱服用，不可擅自加量，更要注意服药禁忌，以免肾脏受损。

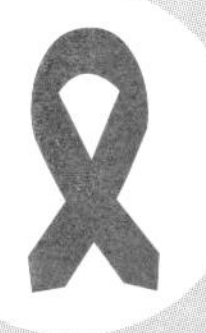

逆转肾关键

这些药物会造成肾脏毒性反应

中草药中，马兜铃、斑蝥、雷公藤、钩吻、山慈姑、关木通、山豆根、鱼胆、泽泻的肾毒性极大；不少西药也具有极大的肾毒性，如以庆大霉素、链霉素等氨基糖苷类为代表的抗生素；此外，长期大量服用消炎止痛药，往往也会引发肾脏病变，严重者甚至会发展成肾衰竭。

饮食失节，肾脏负担加重

食用过多蛋白质、食物过咸或过甜、常憋尿或饮水不足……都会使肾脏负担加重。凡事讲究“适度为佳”，通过饮食养肾更是如此，唯有均衡摄入各类食物，才能避免肾虚的出现。

西医视血液系统为人体之根本，在中医则是有分布全身的“经络”网络，负责向全身输送气、血、津液等精华物质。人体共有十二条经络，每一脏器皆有其特定的经络相连接，经络疏通，则脏器运作活跃；经络堵塞，则脏器受损——其中自然包括肾脏。肾虚夺走了女人美丽的肤色、顾盼飞扬的神采——失了色泽的女人就如同开始枯萎的花朵，想要恢复往日“红颜”，就必须要先通经络、养肾脏。

通经养肾，“养”出美丽女人

疏通经络，补肾养精

想保养位于人体内部的脏腑，可以通过刺激位于体表、与该脏腑对应的经络。比如说，想补肾养精，刺激位于体表与肾脏相关的经络即可。

·早上起床，三穴按摩补肾气

沉睡了一个晚上后，身体各处血液、经络运行皆处于一个慢速运作的平缓状态下，这也是肾虚的女性早起易出现暂时性全身浮肿的原因。不过，若起床后先对关元穴、涌泉穴、太溪穴三大穴位进行按摩，便可轻松地打通经络，令肾脏得到血液滋养，收到强肾补肾、增精养精的功效。

关元穴：封藏一身真元之处

●取穴方法：关元穴位于身体竖正中线与肚脐下四指宽交会处，取穴时，保持腰部直立，手掌除拇指外的四指并拢后放于肚脐下方，取手掌边缘线，该线与身体竖正中线的交会点即是关元穴位置。

●穴位作用：中医将关元穴视为阴阳元气汇合、相交之处，因此该穴又有“下丹田”之称，多数女性往往有寒气较重、怕冷畏寒的症状，常按此穴不仅能够增强肾脏功能，而且还能有加快全身气血循环、“温暖全身”的作用。

涌泉穴：补肾固元的“长寿穴”

●取穴方法：涌泉穴位于脚底板上，取穴时采取坐位，脚趾用力蜷曲时，除脚趾以外的前脚掌三分之一处会出现两条明显的交叉褶皱，两条褶皱的交叉点即为涌泉穴。

●穴位作用：若常感精力不足、疲惫感明显，涌泉穴对你就很重要了，常按此穴，不仅能激发肾经之经气，使肾经经络得到疏通，更可调和肾脏之气血，令肾脏功能得到调

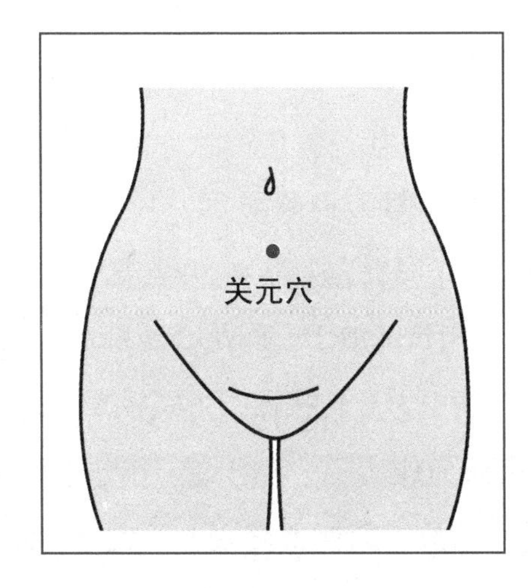

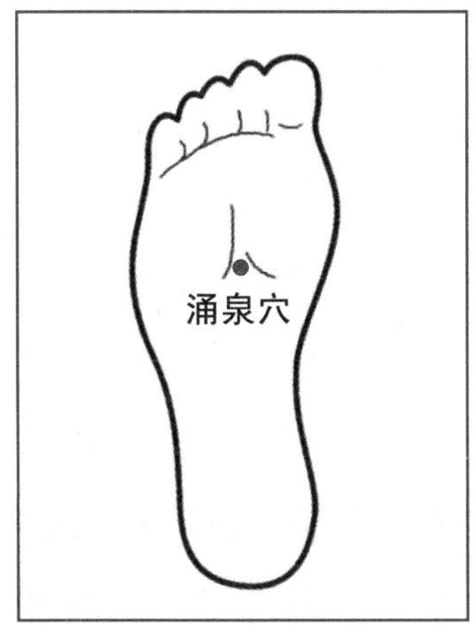

整与改善，使女性在肾精充足的同时，还可以变得行动敏捷、精力充沛。

太溪穴：汇聚肾经元气的“长江”

●取穴方法：太溪穴位于内脚踝尖处与足跟腱之间的凹陷处，取穴时单腿蜷曲以二郎腿的姿势置于另一腿大腿上，蜷曲的腿上内脚踝处可见明显凹陷处，该凹陷处即为太溪穴。

●穴位作用：太溪穴为肾经之原穴，即肾脏中的元气居住的地方，古人素称此穴为“回阳九穴之一”，认为它具有明显提升肾脏功能、养肾增精的功效。对迫切希望通过养肾来改善容颜的女性来说，太溪穴可不能忽略。

三穴联按，增进肾脏功能

早上醒来后，别急着起身，先让自己伸个懒腰吧！然后，平躺于床上，按以下步骤，按摩前文提及的 3 个穴位：

①右手手心按于关元穴上，依顺时针方向摩动 30 ～ 50 圈，力度以腹部有微微按压感为佳，然后换逆时针方向摩动 30 ～ 50 圈。

②起身改坐姿，先盘左腿，将拇指指端放于左脚足心涌泉穴上，进行 50 次“先顺时针、后逆时针”的中力旋转按揉；完成后换右腿、右脚进行，力度以穴位有明显压痛感为佳。

③双脚相对，将双手的大拇指各放于同侧太溪穴上，大力对此

穴进行 30 ～ 50 次按压。

Tips 需要注意的是，整个按摩过程各个阶段用力不均，

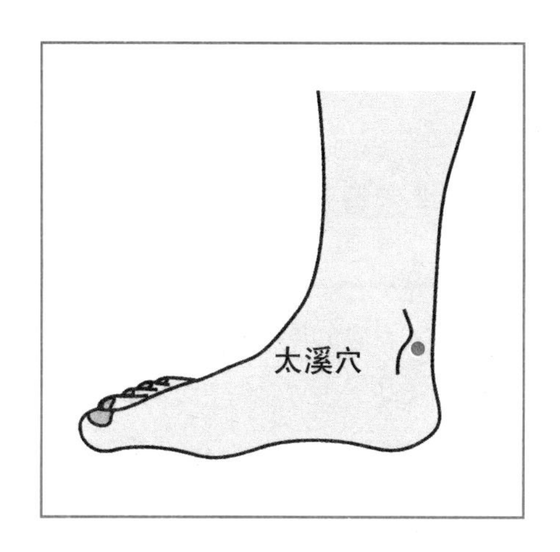

所以很多女性在进行时会有“气喘吁吁”的错误表现——按摩时保持平稳的呼吸节奏，方能在叫醒沉睡了一晚的肾脏以后，让它与你一起，以“快乐而平和”的心情投入一整天的繁忙工作。

从关元穴、涌泉穴按摩到太溪穴，三穴联按的过程中可以感受到，按摩的力度是明显加大的——这种力度上的加大，不仅能令人更快清醒过来，而且对肾脏功能大有益处。

●它通过对腹部、腿部的经络进行刺激，使血液流通加快。

●三穴皆为与肾脏息息相关之穴，可有效唤醒沉睡了一晚上的肾脏，并令肾脏获得更多的血液滋养。

若女性能每日早上早起 10 ～ 20 分钟，持续不断地做这套按摩动作，不仅肾脏功能会变强，而且气色也会更好。

· 闲时摸耳，健肾增精

肾脏与耳朵相距甚远，但《诸病源候论》提到：“耳为宗脉之所聚”，人体十二条经络皆通过耳部，其中，耳朵与肾脏关系最为密切。

中医认为，肾主藏精，开窍于耳，耳外形与肾相似，因此是肾之外在。听力是好是坏、耳朵看起来是否精神，都与肾精充养相关。中医往往会通过耳部皮肤变化、是否有凹凸变形或结节、毛细血管是否充盈等，来判断肾脏是否健康。因此，在治疗与肾脏相关的很多疾病时，都会提到按摩耳部这一方法。闲暇时不妨常常使用以下方法按摩耳朵，对养肾、补肾颇有效果。

①摩耳轮：双手握空拳，拇指、食指两指捏耳轮，上下来回轻轻按摩，直至耳轮处有明显充血、发热感。

②扫外耳：将双掌放于耳朵后面，以拇指指根为与耳朵的接触面，由后向前扫，做此动作，耳朵中会传来“嚓嚓”声，每次 20 下，每日数次。

③摩全耳：双手手掌相对，摩擦至生热后，将掌心对准耳部捂上，轻轻顺时针按摩 5 ～ 10 周，按摩力度以手掌感觉到耳朵在轻轻晃动为佳；然后将手掌放于耳后，使耳轮向前，再用手心顺时针按摩 5 ～ 10 周。

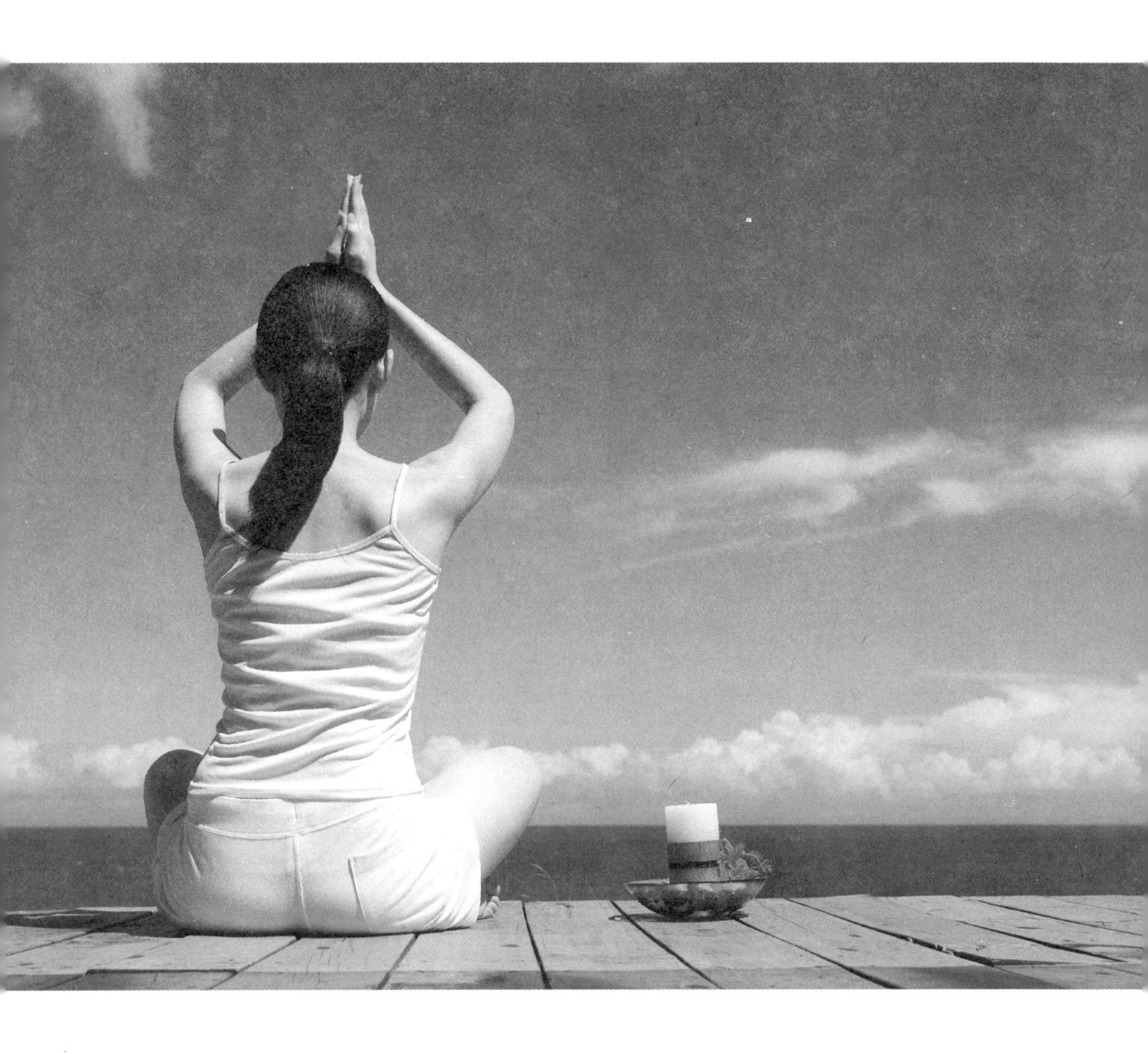

这3个方法可以有效疏通经络，对促进耳部血液循环，进而疏通经络、带动血液滋养肾脏大有帮助。在办公室、茶水间，或者看电视、上网时，抽出一只手来，做一做这些动作，对你保持如花娇颜大有帮助。

命门火足，青春常驻

命门作为内脏名称，始见于《难经》：“肾两者，非皆肾也，其左者为肾，右者为命门。”根据中医阴阳特点，肾藏元阳之气，即为命门之火，它属于一种先天性的、支持各脏腑功能活动的原动力。对女性而言，命门火足，则青春常驻；命门火衰，则疾病缠身。

· 命门火衰，则女性宫寒

命门火对人体的主要作用有以下 3 点。

●是人体生气之源头，对全身各个脏腑的心理功能皆有推动作用，如脾胃运化之功能，必须依赖命门火的温养。

●是促进人体生长发育与生殖的根本动力，《难经》中所说“命门者……女子以系，其气与肾相通”是此理。

●推动全身水分代谢，使清者升腾，滋润脏腑，浊者变成尿液下输于膀胱。命门火产生的热量通过经络供应到各处后，会使身体的气机流动起来，使身体健康。

女性的衰老往往是从命门火减退开始的。

上热下寒，疾病增多

许多女性有上热下寒的特点：不论是什么季节身体怕冷、手脚发凉，但脸上还容易长痘。这其实就是命门火衰的开始之兆：

● 下寒是因命门火不旺，无法温暖身体。

● 上热是因命门火无法提供充足的热量，使肾水无法蒸腾成气体，滋润心、肝，导致心火、肝火，使虚火上炎，轻者长痘，重者生疮。

命门火衰引发的宫寒体质，往往会给女性造成多重伤害。

体内宫寒，如天空无太阳

中医所言的胞宫，并不仅仅是孕育胎儿的子宫，而是包括了女性生殖系统的功能。宫寒，并不是指子宫腔内温度低，而是指因命门火弱，导致子宫及其相关功能低下。在繁衍万物生长的四大要素——阳光、空气、水分与土壤中，阳光排第一位；若阳光光照不足，大地便处于严冬状态。胞宫也一样，其寒暖是女性身体的根基指标，女性由风华走向衰老取决于此。

● 胞宫温暖，则女性气血通畅，按时盈亏，经期如常，受孕过程顺利。

● 胞宫受寒邪困扰，血气遇寒凝结，胞宫功能受损，繁衍后代便无从谈起。

●长久受寒情况下，胞宫热量不足，为了维护自身生理机能，便会调动脂肪充当“护宫卫士”，胞宫越冷，躯体囤积脂肪越多，自然就易引发肥胖。

●身体首先表现出痛经，这种痛经是因胞宫本处于寒气状态下，还要向外排出血液的压力之下，造成的宫内神经抽搐。

●因宫内瘀血增多，原本按时来但有痛经表现的月经，变成了经期延迟；体内废物长期排不出去，皮肤上堆积的代谢废物越来越多，脸上黄褐斑便会越来越多。

●没有适宜的温度，受精卵很难生存、发育下去，宫寒型不孕由此而来。寒气在子宫如此猖獗，真的没有人可以管吗？中医认为，这些寒气是因命门火弱而导致的，我们要做的，就是从源头开始，在旺盛命门火的同时，将淤积于胞宫中的寒气赶走。

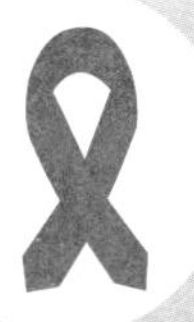

逆转肾关键

命门火衰，则病痛增多

◎行经时，多伴随严重的痛经。
◎盆腔炎、宫颈炎等妇科疾病易转严重。
◎子宫长期处于肾阳不足的冰冷环境中，形成宫寒，造成不孕。
◎子宫内寒气致使气血凝集，淤积成块，使卵巢囊肿、子宫肌瘤等症发病率增高。

引火旺源，益火热胞宫

命门火弱，引发宫寒，多有先天与后天两种。

●先天：父母体质偏寒，或出生时父母年龄已大，身体阳气渐少，致使女性基因中存在寒性因素。

●后天：居住于寒冷环境中，嗜好寒凉食物，过劳或易怒，都会使肾阳受损，使命门火弱。

与后天宫寒相比，先天宫寒就算与他人处于同样条件下，也会更易出现宫寒症状。既然宫寒对女性伤害极大，我们就有必要了解一下宫寒的主要症状。

·望闻问触，四步骤判断是否宫寒

中医常用以下方法判断女性是否宫寒。

望

●经血颜色发暗、发黑。

●白带清稀且色白。

●面色发暗、发黑，或苍白无光泽，或有黄褐斑出现。

●舌色发暗，舌苔白且苔液多而清晰，严重者甚至有垂涎欲滴之势。

闻

●白带有明显的腥味。

问

●是否有痛经、月经延期甚至闭经情况出现。

●是否性欲下降。

●是否经常腰膝酸冷、四肢不温。

触

●触摸之下，小腹温度低于体表其他部位。

因命门弱引发的宫寒，除了要小心防寒之外，还要长期培育肾阳，生益命门火，使其长期温煦身体。

虽然从年轻到年老，命门火衰是一个不可阻挡的过程，但通过恰当的调理，却可以不断增强命门火，延缓其衰退过程，实现青春常驻的目标。

针对命门穴，补肾阳，益火之源

●取穴方法：命门穴位于肚脐正后方。取穴时，保持腰部挺立，以中指按于背后命门穴上。

●穴位作用：中医将该穴视为人体阳气之根本、生命元气之动力。本穴对女子胞宫的生殖功能有重要影响，对全身脏腑更起着激发与推动作用。

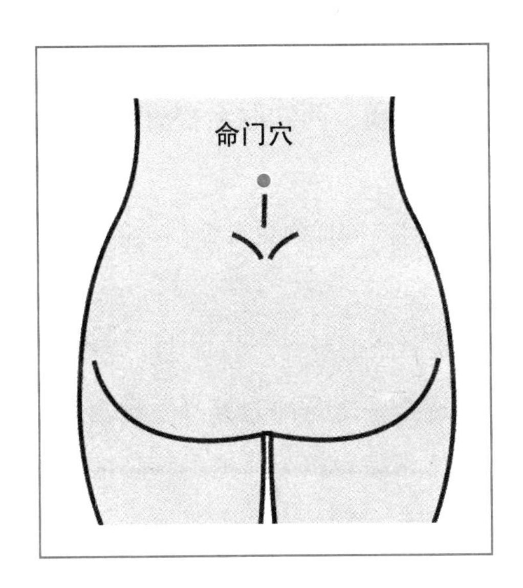

命门火太强会烧灼内脏，使肾水过少；太弱则会造成宫寒等症，要想让火气处于刚好状态，女性可采用 3 种方法。

●洗浴时，以正常洗澡水温对准命门穴，冲上 3 ～ 5 分钟。

●平日感觉腰膝酸软无力、行经不顺时，可以取半盆 38 ～ 42℃、最适合皮肤感觉温度的热水，将毛巾泡水拧干后，敷于命门上，待毛巾凉后再浸热水进行，每日一次即可。

●闲时，以背部面对阳光，闭眼想象太阳的光、能、热正在源源不断地进入命门穴中，每次持续 15 分钟即可。

命门、神阙，两穴联合提升命门火

神阙穴与命门穴相对，同样为提升命门火的要穴。

●取穴方法：取穴时腰部挺直，肚脐处即为神阙穴。

●穴位作用："神阙"之意即为神气通行之门户，因此又有"生门"之称，常按可以让体内的寒邪浊气下降，使人阳气充盈、精神饱满。

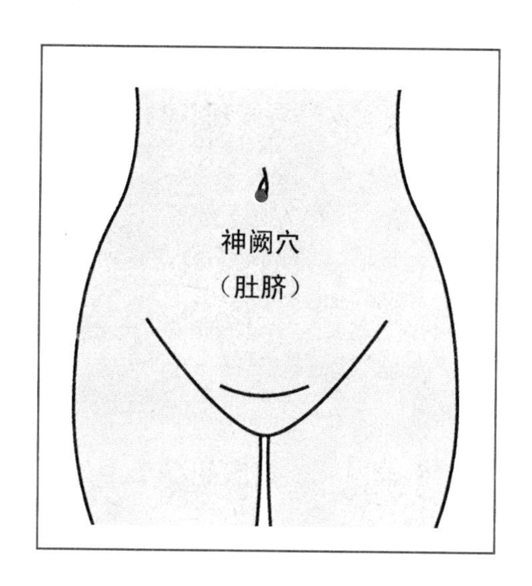

神阙穴是身体正面之阳穴，命门穴为身体背面之阳穴，两穴前后相连，有阴阳和合之作用，中医将两穴皆视为人体生源之所在。同时按摩这两大要穴，可以通行气血、调和阴阳，启动人体元阴与元阳的作用。

前后配合，让火气在体内烧起来

按摩命门、神阙两穴时，可以采用两穴齐拍之法。最初时，可先使用中力，以一只手拍打神阙穴一下，然后再以另一只手拍打命门穴一下，以感觉舒适为佳，每日拍打 30 ～ 50 下即可。

· 常保经络畅通，烧旺命门火

日常生活中，若想通过通经络、养肾脏的方法旺盛命门火，可以从以下四方面开始做起。

注意保暖

很多女性爱美，甚至在秋冬季节都穿得很单薄，但即使是夏季，保暖的问题也不可以忽视。因为室内空调也是很容易使人体受寒的，一旦受寒，或许外在还没有明显的症状发生，但寒气会利用经络以冰冷的体液到达身体各个器官之中，造成全身阳气受损，所以不得不慎重。因此：

●在空调房中准备一件薄长袖或是小毯子，适时为肩膀和膝盖等易进风的关节处保暖。

●对于怕冷的女性来说，穿袜子也是非常必要的，它可以预防寒气从脚入侵。

●哪怕是在夏季，也不可以趴在桌子上午休，趴睡时易露后腰，而肾与命门穴皆在后腰上，且睡眠时人体毛孔松懈，易被寒邪所伤。

●夏天时，即使天气很热，女性也最好不要直接坐在地面、石面或铁面的椅子上，这些地方寒气重，以免寒邪入体，对子宫产生不好的影响。

少食生冷食物

女性体质属阴，但却偏偏喜好吃生冷的食物，事实上，阴性体质贪凉不仅会增加寒邪入侵的可能性，同时还会因为脾胃受寒而无法输送出暖身能量。而且，生冷寒凉食物在进入消化系统后，会需要肾脏调动更多的阳气去消耗，导致寒邪内生侵害健康，因此：

●即使是在夏季，冰茶、冷饮一类的寒凉之物也不可多食，春、秋、冬日里更应不食冷饮。

●从冰箱中取出的食物，不要立即食用，应放置半小时左右再食。

●食用冷食以前，最好先食用一些常温食物垫底，以避免冷食直接刺激内脏，伤及经络，累及命门火。

多运动

命门火弱的女性多性格沉稳、安静，运动多了易有疲劳感，但“动可生阳”，轻慢、松柔的适当运动，可以使全身阳气增加的同时，加大经络传导速度与强度，对经络畅通透达、命门之火旺盛温煦全身大有帮助。

平日里，早晚散步，或进行半小时的有氧运动，都有疏通经络、旺盛命门火的作用。比如，空闲时在卵石路上走一走，便可以刺激足底的经络与穴位。

不过，运动中、运动后应注意保暖，特别是出汗后，全身毛孔张开，寒邪易于乘虚而入；若在此时受寒，由于运动后血气尚未恢复常温，反而易使寒气顺着血流窜至全身，就算命门火处于旺盛状态，也会有衰败之势。

减肥，适量而行

现下很多女性追求骨感美，可是，适中的体形是健康的表现，若一味追求减肥，且在短时间内流失太多能量性物质，寒邪便有可能乘虚而入，攻击命门火。因此，就算身材过胖，也应适量减肥，每月以减掉 1 ～ 2 千克为佳。

对于看似不太美观的腹部脂肪，女性也不可过于苛求：肾脏、子宫等对女性极为重要的脏器皆在腹部，而腹部脂肪有保护这些脏器的作用。唯有子宫温暖、肾脏健康，命门火才会旺盛。

容易上火的女人很憔悴

很多女性都有过手脚心热、心胸烦闷、皮肤灼热等症状，有时，夜里睡觉也会出现燥热情况。虽然自己感觉特别热，但体温并没有上升，身体也没有发热情况。其实，这种现象是身体在提示你：身体里有火，你要灭火了！

· 肾阴虚不足，肾火就偏旺

“上火”是生活中的常见病，有实、虚之分。

●症状重、来势猛的往往是实火。

●症状轻、持续时间长，且伴有手心热、脚心热、潮热、盗汗等症状。虚火是表面感觉燥热，但其实身体内在能量并不够，因此无法实在地烧起来。

常上火多为肾阴虚导致的虚火，其症状主要有以下几种。

●两手心、两脚心和心口处烦热。

●有潮热、盗汗现象。

●时有腰膝酸软、头晕目眩、耳鸣耳聋。

●有牙痛症状，且夜间疼痛加剧，但牙龈正常无肿胀。

●口腔溃疡反复发作。

●易得尿路感染。

·肾阴不足，导致如花女性濒临枯萎

肾阴液是女性的生命之水，它不仅为女性提供津液、阴液，同时还滋养着女性的身体，保持女性容颜水灵。元代中医朱丹溪曾有“阳常有余，阴常不足”的观点，认为人体阴液可分为“津、阴、精”3个层次。

津：如汗液、唾液

津的浓度小，流动性大，它好比最外面的保护层，易损失也易补充。比如，在出汗以后口渴，其实就是因津液不足导致的轻度“上火”，喝些水就可以补充过来。

阴：如肾阴液

有些人频繁出现上火症状，且吃药效果差，其原因就在于“阴”的缺失。

精：如阴精

“精”与人体免疫力、抗病能力密切相关，一旦“精”受损，女性便会上火，而且易患感染性疾病。

肾阴虚火旺主要是阴液不足，相对于上火引发的普通症状而言，这种因阴液不足而引发的上火若得不到及时治疗，会对女性造成以下伤害。

- 阴液便会被过度消耗，在体内水分不足的情况下，女性的容颜便会慢慢憔悴。
- 女子以血为用，阴液亏损则经血来源不足，便有可能出现经少甚至闭经问题。
- 因肾“主骨生髓通人脑”，肾阴液不足，得不到滋养的骨髓处于空虚状态，脑海便会不足，除了会出现失眠健忘、头昏耳鸣等问题，还会使女性失去女人特有的曲线身材。

此外，因上火而导致的烂嘴角、眼屎多、起痘频繁等，都会在造成女性容颜受损的同时影响身体健康。

肾阴虚的女性体内阴液缺少，会使身体变成“干柴”，而肾阴液充足的女性则如“绿树”，很显然，干柴比绿树更易惹来火灾。反过来也一样：若某人上火多，则证明其体内阴液严重不足。内火太大，就算你长得再漂亮，也会慢慢变得憔悴。因此，上火女性需要通过及时调整内火，使体内阴阳达到平衡状态。而在“津、阴、精”三层次中，中医治疗上火最着重的便是滋阴：以滋阴的办法来补充体内阴液，方是灭火养颜的关键。

多搓脚，滋阴防上火

脚被称为“人体第二心脏”，且脚底有身为肾经起点穴——涌泉穴。

●穴位方法：不算脚趾，将脚底分为均等3份，脚趾蜷曲，小脚趾、大踇趾下线交会的凹陷处即为此穴。

●穴位作用：《黄帝内经》有语：“肾出于涌泉，涌泉者足心也。”肾经之气如同源泉之水一般，来源于足下，涌出灌溉全身四肢各处。中医将此穴视为滋阴、祛火、活血之大穴。

搓脚时，可采用干搓法与湿搓法两种方法。

干搓法

采坐姿，双脚放身前，以左手握住左脚背前部，右手沿脚心到涌泉穴上下搓动50～100次，力度以微微有疼痛感为佳。

至脚心与涌泉穴有明显发热感后，再换另一侧脚。

湿搓法

将双脚浸泡于感觉温度舒适的水盆中，浸泡至双脚发红后擦干，再按干搓法搓脚。

Tips 采用湿搓法时，可先放置一壶热水，以备随时加水，使温度保持热而舒适。

常搓脚部，不仅能够促全身血液循环，有舒经活络的作用，同时还可以使女性体内阴液滋长，有预防上火的作用。干搓法较为省时，但先令脚底血液活络、使涌泉穴“热身”后进入最佳状态的湿搓法更有滋阴灭火效果。因此，若时间允许，可多采用湿搓法。

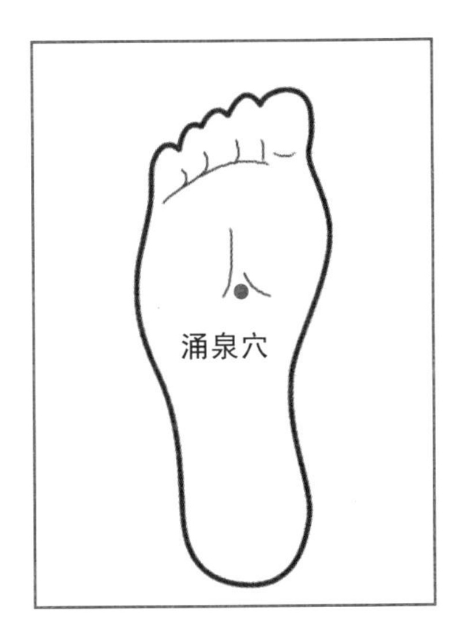

·分穴位对症状，滋阴、祛火、美容颜

烂嘴角、多眼屎、起痘痘……针对不同上火症状进行穴位按摩，也有滋阴、祛火、美容颜的作用。

清除粉刺与痘痘，勤按丝竹空穴

若你面色潮红，脸上常有粉刺、色斑与痘痘，则证明虚火是你脸色不佳的最重要原因，此时，按摩丝竹空穴是不错的办法。

●取穴方法：丝竹空穴位于眉毛上，取穴时找眉梢凹陷处即为此穴。

●穴位作用：此穴可调节内分泌，并能有效清除因消化不良导致的胃火加大、使肾阴减少而引发的容颜问题。

要注意的是，丝竹空穴按摩需在5分钟以上，女性在自我按摩时，若担心因手指力度不足而无法达到最佳效果，可以以笔帽代替，笔帽在使用前，可以先放入温水中加温，这样就能够得到最好的效果。

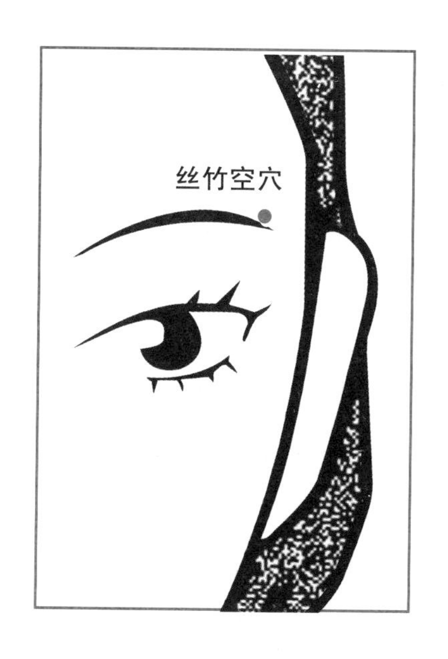

Tips 按摩前15分钟喝一大杯温热白开水，可以有效促进体内的血液循环，达到最佳祛火、去痘的效果。

火气大，烂嘴角，点按厉兑穴

炎热夏季里，女性若因肾虚而上火，往往会出现以烂嘴角为代表的上火症状，有些人会伴随性地出现尿少面红、脱皮糜烂等现象，严重者甚至嘴唇处会出现裂痕，以至于一张口便有出血情况。

●取穴方法：历兑穴位于脚部第二脚趾上，取穴时采取坐姿，循第二趾甲根靠近第三趾甲的边缘处下方约 2 毫米处即为此穴。

●穴位作用：这种上火多是因为脾胃运化功能衰弱。在早上和晚上 7 到 9 点胃部消化吸收能力最好的时候，使用拇指与食指对捏历兑穴所在位置，两脚各进行 100 次对压，每日早晚各一次，可以有效地清热利湿，促进肾脏的吸收与利用，进一步转化为肾精、肾气。

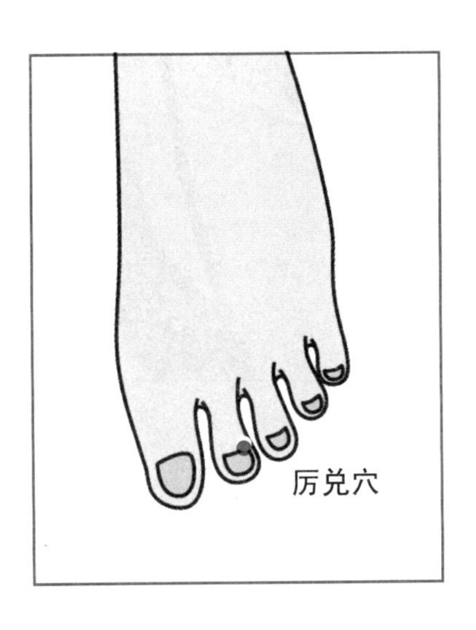

脸部起痘，点按鱼际穴

长期肾火过旺、肾气不足，往往会造成皮肤呈现油性：由于得不到肾气熏蒸，皮肤往往会呈现出油脂分泌过盛的情况，导致大量油脂聚积在毛囊内无法顺利排出。想要让痘痘早些消失，常按鱼际

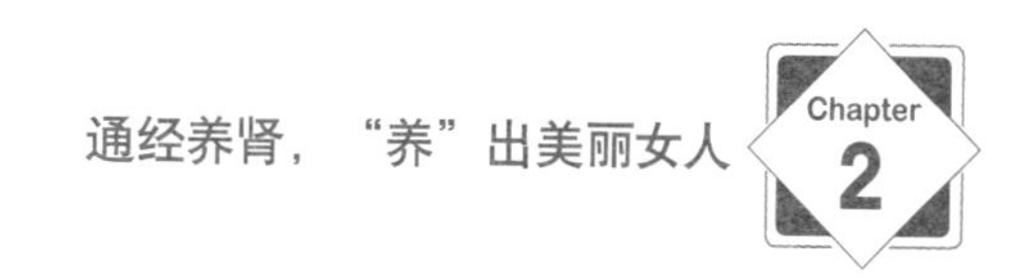

穴是不错的方法。

●取穴方法：鱼际穴位于大拇指掌骨中点，取穴时，沿大拇指下、大鱼际肌肉最高处，赤白肉际处即为此穴。

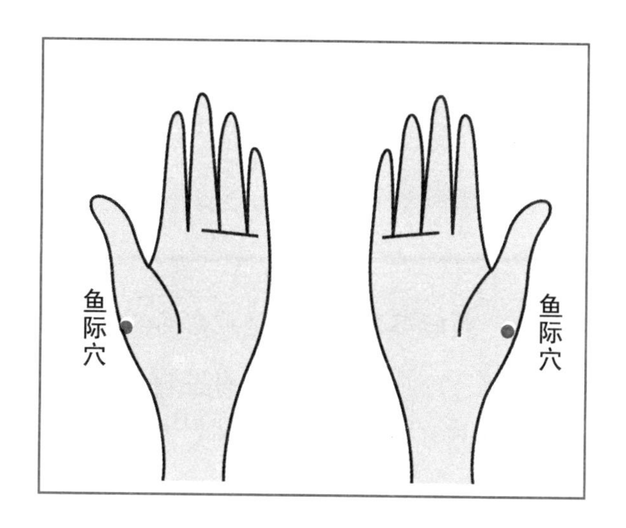

●穴位作用：鱼际穴隶属手太阴肺经，在中医理论中五行属火，它可清火去热，对于因肾火过旺而引发的频繁起痘有较好效果。经常以手指点按或双手鱼际穴对搓至穴位处发热，可有效引导肾火由肺经宣泄出体外。

“黄脸婆”的肾都很虚

对女人而言，“黄脸婆”这个词是致命的：它不仅意味着你的皮肤已经濒临“崩溃”，而且也给你的青春画上了重重的休止符。所以，一个女人，特别是肤色天生偏黄的东方女性，想要留住美丽青春，首先要解决面部暗黄的问题。

· 脸黄，源于肾虚

女人的肌肤要靠气血来滋养。

精气足则气血润肌肤

女人想要拥有红润的脸色和光洁、有弹性的肌肤，精气一定要足。精气一足，肾自然就好了，若能再加上后天脾胃消化功能的强劲，饮食营养进一步由肾吸收转化为精气，滋养身体，想要自然红润、天生丽质就绝对不是件难事了。

肾虚则脸色暗

肾为一身之本，当肾气旺盛时，脏腑功能便运转正常；一旦肾虚——不管是阴虚还是阳虚，都会导致肾气不足，使脾胃失去肾气滋养，全身气血产出量不及供应量，引发肌肤后天失养，造成肤色发黑、发黄，出现黄褐斑。

因此，要想恢复美颜的光彩，就得从肾这一根本着手。补肾养血，调节气血的生化和运行，使气血充沛，运行流畅，在体内滋养五脏六腑，在体表润泽肌肤五官，从而使身体精力充沛，容光焕发。

补血，方可面色红润

养生界有“男补阳，女补阴”的观点，这里的“阴”其实指的就是阴血。女性以血为养颜之本。所以，女人补养时，往往会被配以如阿胶一类有补血作用的食物。这与中医观点相符合：一旦血虚，女人就会面色泛黄。可以说，血是筹建女人美丽肤色的基础建材，体内血足，方可滋养肌肤。

益气，方能推动血液上涌于面部

之前已经提到过，“肾气”是人体的功能与能量，女人可以瘦弱，却不可无气，对生命来说，功能与能量非常重要。气与血是互相滋生的，中医有语：“运血者气也，人之生也全赖乎气。”“血为气之母，气为血之帅。”以上观点证明了两点。

●想要使全身血液动起来，滋润到面部，一定要有足够的气。只有肾功能强大，肾气充盈，才能推动血液上涌，滋养面部皮肤。

●体内阴血充足，但是没有气的推动，失去了气体的蒸腾上推作用，便会“有米无炊”或“米多火小”，阴血终归无法滋养皮肤。

因此，补血离不开补气。

· 活血通气，让面部红润起来

想要远离“黄脸色”，活血、通气一个都不能少。红润的脸色需要充足的阴血供应才能达成，胃经通达则胃部功能强大，精血自然旺盛；肾经益气，强力助推之下，精血上供于面部，黄色自然可以逐渐消失。

肾经：将气血推向面部

从下页图中可知，肾经具体的循行是按以下路线进行的。

小脚趾→足心、内踝→下肢内后侧→腹部、胸部→颈部。

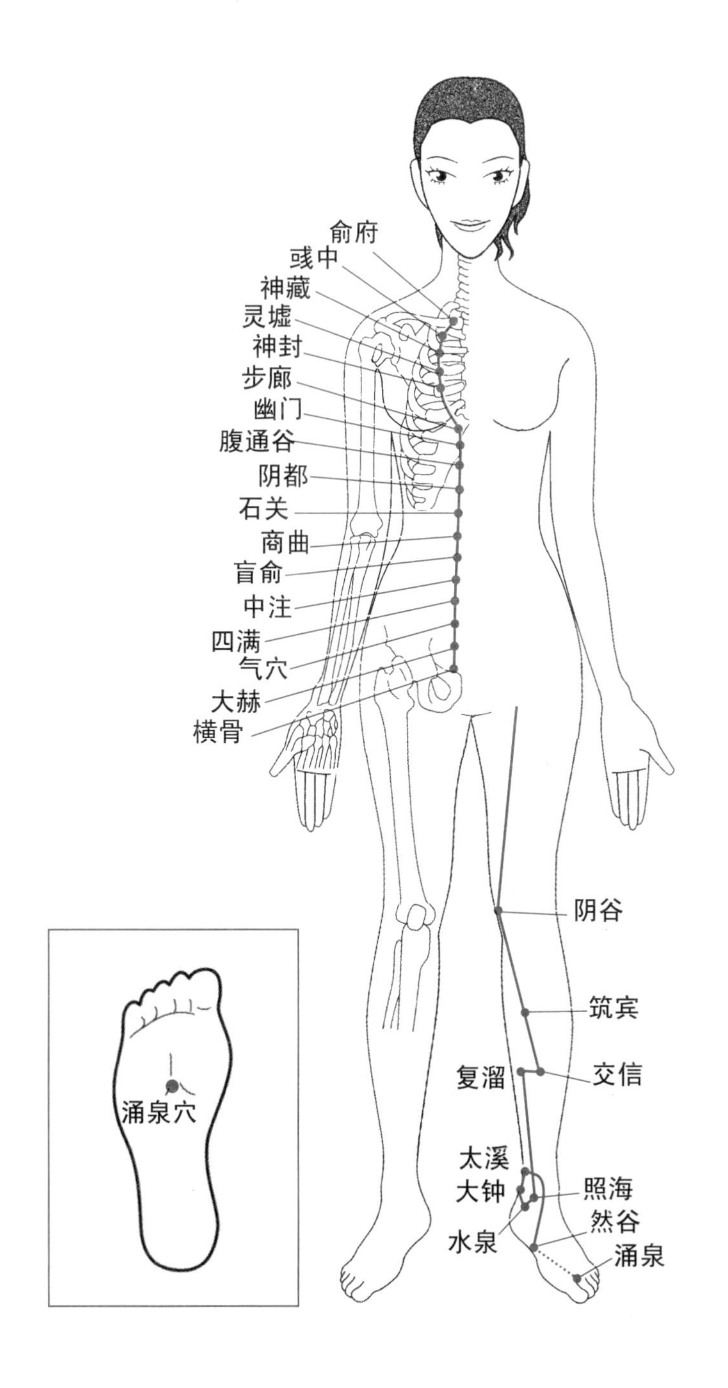
俞府
彧中
神藏
灵墟
神封
步廊
幽门
腹通谷
阴都
石关
商曲
肓俞
中注
四满
气穴
大赫
横骨
阴谷
筑宾
复溜
交信
太溪
大钟
照海
然谷
水泉
涌泉
涌泉穴

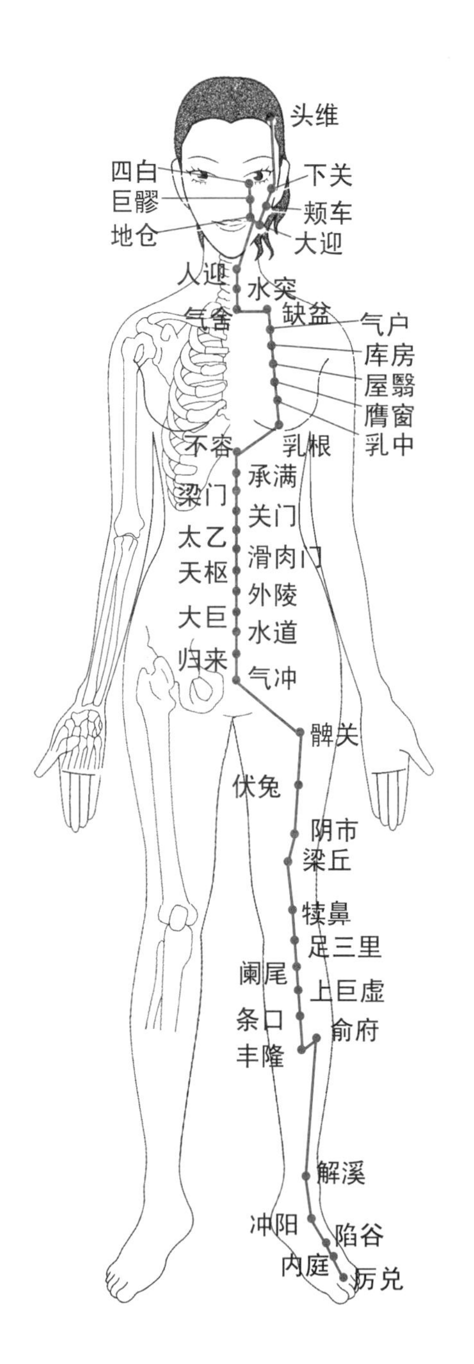

沿着这一路线，全身气血会上涌至颈部，使面部得到气血滋养，具体表现为面部润、弹且有光泽。然而，一旦肾经出现问题，全身气血便会循环不畅，肾阴、肾阳自然也无法发挥自身作用，导致气血无法上涌于面部，便会出现口干、舌热、咽喉肿痛等症状。

长期如此，便会导致体内新陈代谢缓慢、瘀血郁积，肾经之气血便会无法滋养面部，从而引发面部发黄、发暗等干枯憔悴早衰之症。

胃经：供养面部血液

在改善“脸黄”的过程中，胃经扮演着极重要的角色：胃经在头面部有分支，脸部供血主要靠胃经，而面部肌肤是否有光泽、皮肤是否有弹性，都由胃经供血情况决定。

午敲晚搓，恢复红润好脸色

对肾、胃二经的按摩，可按以下方法进行。

①每日下午 5 点至 7 点时，肾经活跃，此时，用拳头沿经络轨迹，对其进行由下至上的敲打，可在强大肾脏功能的同时，改善虚证，并带动其他经络的强盛。

②每晚入睡前，将双手对搓后趁热捂放于脸上，然后轻轻上下摩擦 10 下；然后再次双手对搓，重复上述动作 30 ～ 50 次。长期坚持，面部皮肤便会红润而有光泽，更可有抚平皱纹、延缓衰老的作用。保持肾经、胃经经气旺盛，气血畅通，对养颜美容、告别黄肤色具有立竿见影的功效。

· 动动脚，益气又养血

脚是阴血大本营，人体三条阴经皆会集于此：足少阴肾经、足太阴脾经、足厥阴肝经。

脚部阴经图

肾生血、肝藏血、脾统血，而肾本身就有养气、补气的作用，因此，在调理肌肤时，看重脚下功夫总不会错。

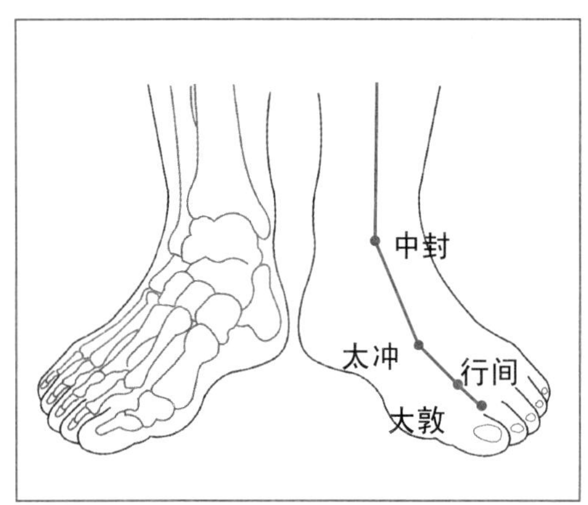

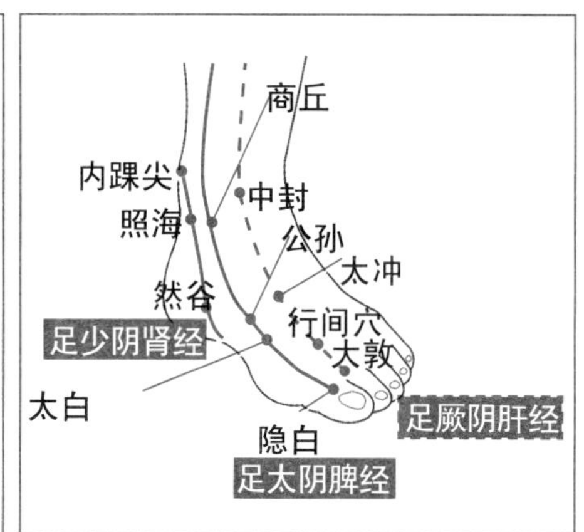

数一数，熟悉足部养肤穴

脚部是养肾要处，在脚上有以下几大穴位可发挥养肤作用。

●肾经涌泉穴：取穴方法与穴位作用，可查看本章第一节第 55 页。

肝经大敦穴

●取穴方法：大敦穴位于大脚趾甲根边缘处，取穴时，采坐姿，大脚趾指甲根处靠近第二脚趾一侧，即为此穴。

●穴位作用：该穴位于肝经起始处，大敦意指大树墩，其意指肝经气血由此生发，如大树墩在春天生发新枝一般，按摩该穴对调理肝经气血有极佳的作用。

脾经隐白穴

●取穴方法：隐白穴位于大脚趾上，取穴时采取坐姿，找大脚趾外侧、趾甲角下红白交处即为此穴。

●穴位作用：该穴有调血统血的作用，同时还可扶脾温脾、增强阳气。

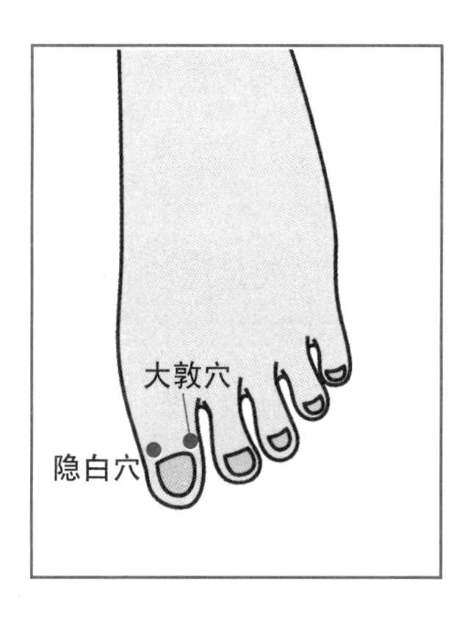

三大足部运动，刺激足部养肤穴

通过活动双脚，可以刺激足部几大养肤穴位，起到补肝益肾、交汇阴阳的作用，使人体元气有效地提高，神旺气足则肤色自然明亮。

伸足运动

①保持腰部挺直、自然正坐，双手叉腰，双腿打开与肩部同宽，双脚掌着地。

②吸气，同时将左腿缓缓用 5 秒钟举起，尽量伸直后，保持足背绷紧、足心朝地，维持此姿势 10 ～ 15 秒，期间保持自然呼吸。

③呼气，左脚于 5 秒内还原放下，收腹；换右脚进行，左右腿交替进行 2 ～ 4 次。

④最后同时抬起双腿，绷紧足背 5 ～ 10 秒后，缓缓于 5 秒内放下、还原，进行 3 ～ 5 次。

勾足运动

①保持与伸足运动一样的初始坐姿。

②吸气，抬起左腿并尽量伸直，在身体不动的情况下，使脚趾用力向头部勾，勾至极限后，保持此姿势 10 ～ 15 秒，期间自然呼吸，完成后换右腿进行。

③左右交替进行 3 ～ 5 次后，双腿同时抬起，如上勾脚、还原，进行 3 ～ 5 次。

转脚踝

①保持与伸足运动一样的初始坐姿。

②左腿上抬、向前伸直，向内转脚踝的同时，足跟部尽量向前蹬，

保持 10 ～ 15 秒，自然呼吸。

③呼气的同时缩脚，收腹，足尖朝内转动大脚趾，随后自然呼吸，维持 10 ～ 15 秒。

④脚还原的同时放下呼气，收腹，换右脚进行。

⑤停留 15 秒后，再次抬起左腿，腿上抬前伸，向外转动脚踝，并将足跟尽力前蹬，维持 10 ～ 15 秒，自然呼吸。

⑥呼气同时收腹、缩脚，足尖朝外转动小脚趾，自然呼吸，维持 10 ～ 15 秒。

⑦脚还原放下，呼气收腹，并左右交替进行 3 ～ 5 次。

⑧双脚同时抬起，重复上述内转动作 3 ～ 5 次。

Tips 双脚在做动作时，可使臀部尽量向后坐，也可紧靠椅背，保持身体正直，或是双手于椅背后交叉——这些动作都可减轻身体负担。

通过活动双脚，可使足部三大养肤穴得到刺激，产生补肝、益肾的作用，有效地通畅全身气血，长期坚持，能使因肾虚而导致的脸部发黄得到明显改善。

女人，看好你的下丹田

养肾要经常进行经络按摩，而肾精产于人体下部，中医将此位置称为下丹田。可以说，女人的容颜与肾精相关，而养肾精的关键又在于下丹田。

· 肾精足，衰老慢

人体各项生理活动正常与否，与体内精、气、血之盛衰息息相关。一方面，这些物质为身体功能活动提供能源与营养而被消耗，另一方面，它们又对食物等物质进行转化以补充自身所耗。由此，生命过程中的功能协调、能量平衡才能得到维持，而其中占据主导与支配地位的便是肾精。

严格来说，肾精对人体衰老速度有着一定程度的决定性。

●正常生理状态下，随着年龄的增长，肾由强变弱，精由盈转亏。

●病理状态下，这种正常的生命现象往往会提前由旺盛走向衰退，即“早衰”。

女人提前出现衰老、病态，如白发早生、脱发、面部色斑，或皮肤早皱、乳房下垂、性欲低下等，皆与肾精相关，中医将之称为“精亏”。此类症状多因肾虚引发脏腑功能减退，或精亏引发气血、津液不足导致。因此，在追求美丽与健康的过程中，培育肾精才是关键：唯有肾精充沛，方可气血平和，并由此保持旺盛的生命活力与健康的形体容颜。

· 女性养肾精，下丹田是要点

下丹田

下丹田位于肚脐下方，它并非明确的穴位，而是以关元穴为中心、直径为肚脐下三指宽的一片圆形区域。该区域不管是在中医还是西医里，都是身体上极重要的区域。

中医观点：下丹田可化气为肾精

中医素来重视下丹田，在肾脏保养中，下丹田也是不可忽视的关键：先天体质与后天物质相结合后，在此处变为气，而气又可在欲望驱使之下化为肾精——女性性爱中的阴液即为此来。想要化外来物质与营养为肾精，供身体所用，就必须要从重视下丹田开始。

西医观点：下丹田强健内分泌功能

从解剖学的观点来看，下丹田虽然是一个虚化的场所，但它位于肚脐下方，“脐后肾前”这一区域中，其周围分布着许多重要的器官，如胃肠道、肾上腺、胰腺以及主管内分泌功能的肾脏等。

- 胃肠能够分泌如胃泌素、促胰酶素等，调节消化系统的功能，使食物可在胃肠中得到良好的消化与吸收。
- 胰岛中胰岛β细胞所分泌出来的胰岛素，是胰腺重要激素之一，它可促进蛋白质、脂肪的合成，而这两种物质是女性美貌的物质基础。
- 肾上腺皮质可分泌两种旺盛生命活动的激素：糖皮质激素，影响糖分代谢；盐皮质激素，影响盐与水分代谢。
- 肾脏对内分泌的功能自然更加重要，无须再多述。

看来不论中医或西医皆认为，保护好了下丹田，身体才有可能强壮，全身各脏器才会协调运作，而内在的健康自然会外现为肤色润泽、精神奕奕、气质非凡——对女性而言，这是获得外表美丽的基础元素。

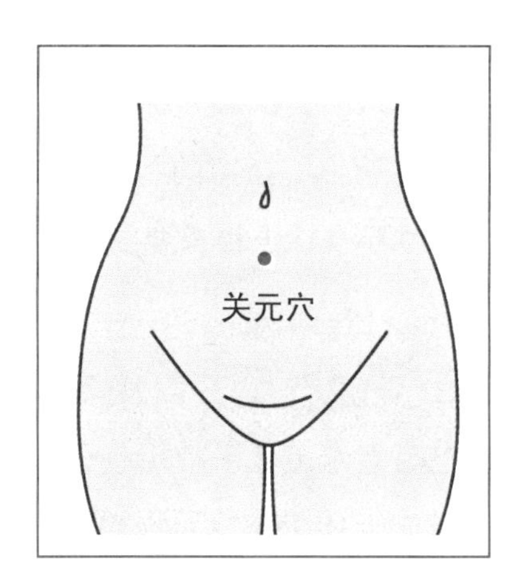

联合命门，让下丹田守精、护精

按摩下丹田，配合主管生命大门的命门穴，可起到守精不外泄的作用，步骤如下。

①保持上身挺直，双手交叠，整个手掌覆盖于肚脐与脐下关元

穴之间。

②以手掌心按揉下丹田，顺时针、逆时针各按揉 60 次，力度以腹部有明显按压感为佳。

③双手于背后交叠，用掌心按揉命门穴，顺时针、逆时针各按揉 60 次，力度以背后皮肤有明显带动感为佳。

平日，选择在早晨 5 点至 7 点、中午 11 点至下午 1 点、下午 5 点至 7 点各按揉一次，可以养守肾精、延缓衰老。

日照丹田，静坐养精

静坐是修身养肾的好办法，可以通过想象“日照丹田”而使全身温暖，步骤如下。

①摆放一把椅子，放松地坐好，保持身直头正，后背不要靠在椅背上，下巴微收，舌抵上腭，双眼平视，脚踏于地，双腿开至肩宽，双手重叠，大拇指指腹相接，放于小腹前。

②双眼轻轻闭上，舒展眉心，面带微笑，缓缓进行 3 次深呼吸。

③在保持身直头正的基础上，全身放松 5 分钟，想象有轮暖阳正在下丹田上照耀，直到感觉有热流从下丹田涌向全身。

④保持这种轻松愉悦的心态 10 分钟，同时使呼吸均匀、平稳。

⑤慢慢睁开双眼，先双手互搓 1 分钟，再搓脸 1 分钟，并用双手由上至下轻拍身体各部，使身心神回归。

每日坚持静坐，能够培育与锻炼下丹田处的精气，使人元气充沛。长期坚持，肾精便如雾露一般散布全身，熏肤泽毛壮筋骨，达到悦泽驻颜、健体丰形的美容效果。

Tips 不管是意守下丹田还是按摩下丹田，皆不可在月经期进行，否则容易因精气增长导致经血暴增，长久如此易引发病变。

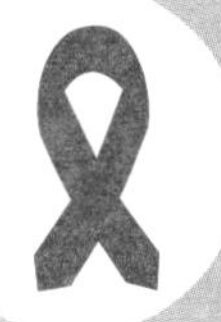

逆转肾关键

为何要按揉 120 次?

中医有“120 为年”之说，即 120 岁是正常的寿限，一般按摩 120 次后，人体内便会温暖、发热至极限，而肾精最畏寒。何时按揉效果最佳?

按揉丹田为练功的一种方法，中医认为，练功的最好时间有四个时辰。

●子时：半夜 11 点至凌晨 1 点。

●午时：中午 11 点至下午 1 点。

●卯时：早晨 5 点至 7 点。

●酉时：下午 5 点至 7 点。

月经不调，女人易早衰

很多女性常常将月经不调当成小病，甚至对其置之不理，但事实上，长期月经不调后，早衰也会随之而来。

· 月经不调：卵巢早衰的先兆

卵巢是女性生殖器官，对女人而言，卵巢非常重要：卵巢健康，女性才会美丽动人。作为女性特征之一的月经往往预示着卵巢功能：月经的多少、持续的天数，都与卵巢的周期变化所产生的不同性激素有关，而规律的月经周期则证明卵巢的功能是正常的。

随着年龄的增长，40 岁以后，卵巢功能老化，女性便会出现以月经量与周期变化为征兆的衰老症状，如周期缩短或延长，经量增多或减少——这是正常的老化过程，任何女性都无法避免，但是，若年轻女性长期月经不调，便预示着早衰。

现代医学认为，40 岁以前出现闭经、绝经现象的，为卵巢功能早衰。经过大量的临床研究证实，卵巢早衰并非一开始就会表现为闭经、绝经，而是先由月经不调开始，这期间有具体的变化过程，而时间的长短往往因人而异，一般由半年到一年不等。卵巢早衰是有先兆的，在早衰前，多会有“月经紊乱（频发）→月经稀发→闭经”的变化过程。因此，女性若出现月经不调便要注意，若放任不管，到后期便会出现以下早衰症状。

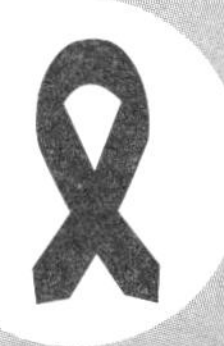

逆转肾关键

何谓规律的月经？

判断月经正常与否的标准，是每个女人都需要知道的知识。

◎月经周期：一般女性月经周期为 28 ～ 30 天，可前后波动 6 ～ 7 天。

◎经血量：正常经血量为每个周期 30 ～ 50 毫升，一般每天换 3 ～ 5 次卫生巾，每个周期卫生巾用量在 15 ～ 30 片；若每次月经一包卫生巾都用不完，则属经量过少；若每次用 3 包还不够，且大多数卫生巾都湿透了，则属于月经量过多。

◎经血颜色：正常经血为暗红色，血中无血块，不凝固，或有少许凝固；若经血稀薄如水，发粉红色或黑色、紫色，皆为不正常。

性欲低下

由于雌性激素减少，女人往往会在这一阶段出现明显的性欲低下症状，且阴道分泌物不断减少，性生活时有明显的疼痛感。

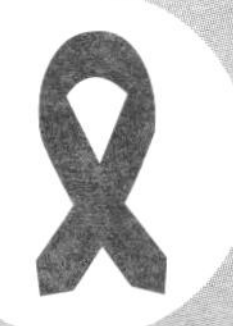

逆转肾关键

《黄帝内经》的月经、肾与生育观

“女子七岁肾气盛，齿更发长；二七而天癸至，任脉通，太冲脉盛，月事以时下，故有子；三七肾气平均，故真牙生而长极；四七筋骨坚，身体盛壮；五七阳明脉衰，面始焦，发始堕；六七三阳脉衰于上，面皆焦，发始白；七七任脉虚，太冲脉衰少，天癸竭，地道不通，故形坏而无子也。”

◎译文

女子7岁时，肾气开始充盛，乳齿更换、头发茂盛。

14岁，任脉通达，太冲脉旺盛，月经按时来潮，开始具有生殖能力。

21岁，肾气充盈，智齿生长，全部牙齿也已发育齐全。

28岁，筋骨坚强，头发生长已达极点，是身体最强壮的时期。

35岁，阳明经脉的气血渐衰，面部开始憔悴，头发开始脱落。

42岁，经脉气血开始衰退，整个面部显露明显憔悴，头发也开始变白。

49岁，任脉虚，太冲脉气血衰减，肾精竭尽，月经断绝，形体衰老且失去生育力。

外表出现明显变化

●乳房明显萎缩、下垂。

●皮肤松弛、晦暗无光，出现明显色斑，且毛孔粗大、痤疮不断。

●因骨质疏松、关节痛，走起路来有气无力，变得没有神采。

可见，规律的月经是女性健康的象征，更是卵巢功能正常、体内雌激素分泌正常的表现——月经正常，女性才会更加的美丽动人。

月经不调，多源于肾虚

卵巢早衰，导致月经不调，其主要原因是肾虚。

肾为月经源泉、卵巢营养来源

肾主宰女性生殖发育，女性性功能、生殖功能、月经三者是相互关联的。月经来潮代表女性的卵巢等性器官发育成熟，也意味着女性具备了生育能力，而这三者都是由肾主宰：肾气盛、肾精至，则卵巢产卵、月经来潮。

肾虚则月经量少

月经来潮、卵巢产卵有两大前提条件：肾气盛，天癸至；任脉通，太冲脉盛。

●肾气盛、天癸至："天癸"即肾精，它与现代西医所指的性腺发育、性激素分泌相似，而天癸至的前提就是肾气盛，也就是说，肾气旺盛了，天癸（肾精）才会到来。

●任脉通，太冲脉盛：太冲脉即中医理论中的冲脉，任脉与冲脉皆为奇经八脉，这两经脉对女性生殖功能意义非凡：

它们皆起源于子宫，“冲为血海，任主胞胎”，在肾气充盛、肾精到来的前提下，任脉通畅，冲脉中血液旺盛，月经才会来潮，女性才会具备生殖能力。

月经为血，肾主藏精，而精血互生，肾精充足方能化生血液。若肾精亏损，精不化血，便有可能导致月经量少甚至闭经。因此，想要调理月经，使其恢复规律与正常，就必须要呵护肾脏。

· 通经络，让“好朋友”月月规律做客

想要调理月经，采用经络按摩不仅副作用少，而且效果极佳。只要勤按气海、中注、血海穴便可呵护“好朋友”。

三穴按摩法意在通过同时对气血、肾脏的调理，来达到改善月经不调的目的。

气海穴

●取穴方法：气海穴位于人体下腹部，取穴时腰部挺直，以直线连接肚脐与耻骨最上方，与前正中线交会处即为此穴。

●穴位作用：该穴可产生阳气，温暖子宫，经常按摩此穴，可对月经不调、痛经、经期不适产生积极作用。

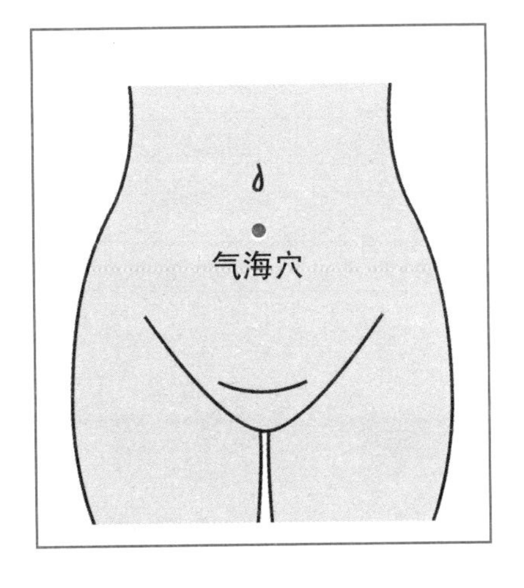

中注穴

●取穴方法：中注穴位于人体下腹部，左右两边各一穴，取穴时腰部挺直，取肚脐下一拇指宽处、前正中线旁开半拇指宽处即为此穴。

●穴位作用：为肾经在腹部要穴，肾经冲脉而来的气血由此处注入体内，冲脉主管血液，按摩此穴，可使气血更多流向子宫与卵巢之中。

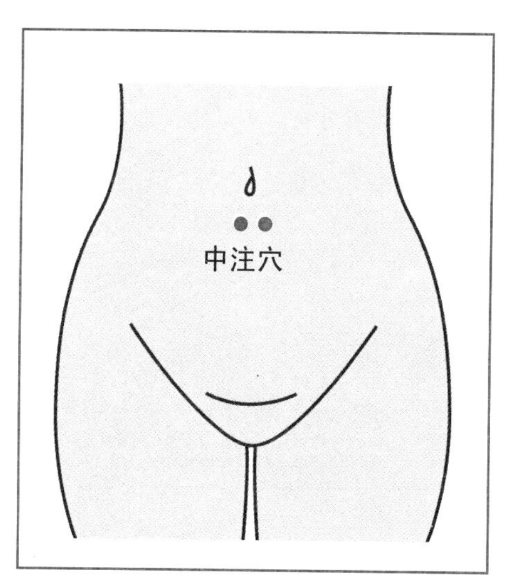

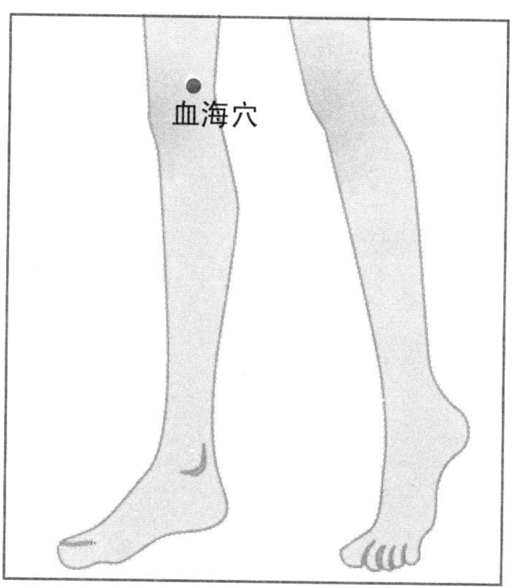

血海穴

●取穴方法：血海穴位于膝盖内侧，取穴时采坐姿，将腿绷直时，膝盖内侧的凹陷处上方有一块隆起的肌肉，肌肉顶端一按就痛处即为此穴。

●穴位作用：该穴可引血归经、活血化瘀，更对治疗如月经不调一类的血液类症状有奇效。

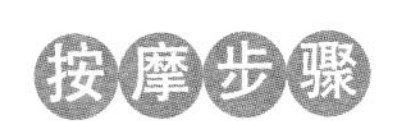

①采取坐姿，保持上半身正直，双手交叠捂放于气海穴上以“压—松—压”的节奏进行中力按压 50 次，以腹部内里感觉到明显按压为佳。

②双手对搓发热后，以手心对小腹进行中力顺时针旋转按揉 50 周。

③双手中指指腹按于同侧中注穴上，拇指按于腰后，中指指腹用力进行 30 ～ 50 次的中力按压。

④将一手中指指腹（或笔帽）放于对侧血海穴上，以中力按揉 3 分钟，完成后换另一腿进行。

按摩气海、中注、血海穴，可温暖卵巢，调节内分泌，每日抽出 5 ～ 10 分钟，坚持一段时间，月经便可恢复正常。经前一周反复上述动作 3 ～ 5 次，还能有效缓解经期不适。

睡前按摩，改善月经不调

睡前按摩法主要针对卵巢、子宫、肾脏所在的腰部、下腹部进行按摩，步骤如下。

①平卧于床上，双目微闭，保持均匀呼吸，左手掌重叠放于右手背上，将右手掌掌心轻轻放于下腹部，静卧 1 ～ 3 分钟。

②使用叠放的双掌，以中力对下腹部进行顺时针旋转按摩50周，以皮肤感觉到明显发热为佳。

③将双手手掌分别放于腰骶部两侧，自上而下，对腰骶部进行用力搓擦50下，以腰部有明显发热感为佳。

④双手回归下腹部，全身放松，闭目养神。

午间或晚间休息前抽出时间用此法按摩，不仅可以益气壮阳、温经散寒，达到交通肾精、肾气的作用，同时还能够调理气血，对月经不调有奇效。

想丰胸，先补肾

丰满、圆润的胸部可以令女人更有魅力，但有些女性却胸前一片“坦荡荡”。中医有“补肾丰胸”之说，只要有效地改善肾脏功能，便能让乳房发育得更好。

· 两大成长期，决定乳房大小

想要丰胸，时机相当重要，发育期乳房成长快速，之后趋于缓慢，直到怀孕才会再次开始发育。

青春期，乳房发育第一时期

从 12 岁到 18 岁期间的青春期，是乳房发育的重要时期。在这一时期内，少女的胸部从无到有，开始快速成长。现代西医证实，从首次月经来潮开始乳房正式发育，到成熟，平均为 3 ～ 4 年的时间。若这一时期内气血不足，胸部自然就有可能发育不良了。

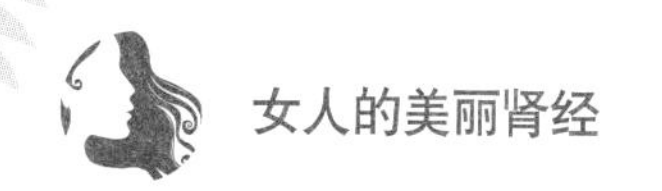

孕期哺乳期，乳房发育第二时期

孕期，女性身体为了日后哺乳所需，胸部也会出现大幅度的成长。虽然这种成长在停止哺乳后就会停止，且胸部也会同时缩小，但此状态属于“进二退一”：停乳后，胸部总会比孕期大一个罩杯。其他时间段内，除非体重上升、全身脂肪增加，否则，乳房多半不会出现太大的变动。而乳房发育不佳往往有两大主因：一为先天遗传，二为气血循环。

◎若家族中女性多为“平房”，或是自身的乳腺不多、不发达，就算是后期注意增添营养，也很难拥有“汹涌波涛”。

◎肾虚时，就算有充足的营养补充进来，也无法被身体吸收利用，胸部缺乏“建材”，只能建“平房”。因此，想要丰胸，一是需要把握时机，二是需要在掌握时机的前提下增强气血循环。肾主生殖发育，女性乳房发育不良，多因肾虚所致，因此，中医往往会从益肾、养肾的角度入手，全面调节女性气血，以促进乳房的二次发育，以达到令乳房丰满的目的。

· 发育不良：温补肾阳，让萎缩的乳房大起来

青春期时乳房发育不良，被中医认为属于“萎缩”症，此症治疗时，往往以滋补肾脏之气血为先。

沐浴水疗，提升小胸部变大的可能性

沐浴时，利用莲蓬头，对腰部的肾俞穴、腰眼穴与子宫进行冲

击式沐浴，可刺激肾阳。

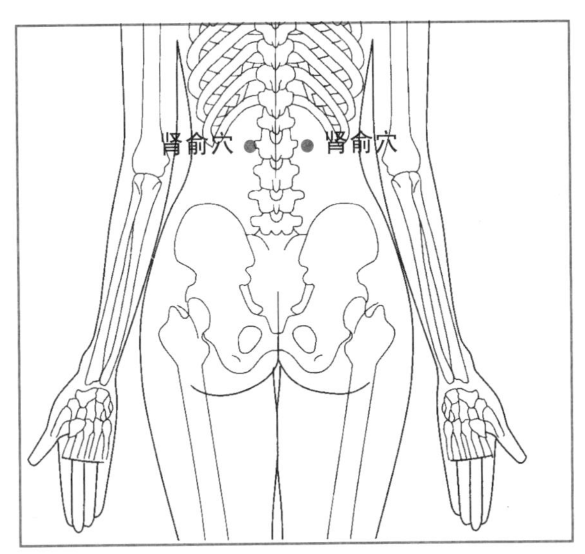

肾俞穴位于第二腰椎棘突下、方左右旁开两指宽处

肾俞穴为肾经的重要穴位，它因距离肾脏较近，常按可强肾气，提升女性的生殖功能。

腰眼穴

腰眼穴属于经外奇穴，所以，常按它可起到强肾、补气、壮阳的作用。

按摩步骤

①沐浴时，交替使用温水、冷水，用莲蓬头由下向上，对胸部进行冲洗式刺激 5 分钟。

②将莲蓬头拿至后腰处，找到大概的位置，对肾俞穴、腰眼穴两穴以热水冲击 5 分钟，水温以皮肤微微感觉发烫为佳。

③将莲蓬头拿至前腹处，对准子宫所在位置，以同样水温冲击 3 分钟。

④沐浴完成后，趁着身体微热，以双手手掌各捂同侧胸部下方，以中力从同侧向上拨按胸部 10 ～ 20 次。

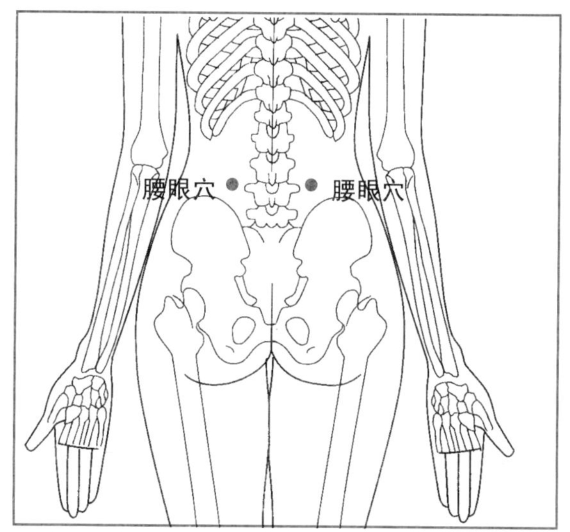

腰眼穴位于腰部第四腰椎棘突左右 7 ～ 9 厘米的凹陷处

沐浴水疗法不仅可以通过对肾脏相关穴位的刺激，起到激发肾阳的作用，同时还对子宫、乳房进行了按摩，使与乳房相关的身体组织得到相当程度的刺激，达到健肾丰胸的效果。

10 分钟经络法，造就丰满美人

此套按摩方法以刺激气血循环、打通堵塞乳房通道为主，按摩乳根穴、膻中穴、大包穴可加强胸部四周的气血循环。

乳根穴

●取穴方法：乳根穴位于胸部乳头直下方、乳房根部处；取穴时，上身正直，沿乳头按乳房根处即为此穴。

●穴位作用：调节乳肌的重要穴道，中医将其视为乳房发育充实的根本，对乳房扁平、细小或乳房下垂有奇效。

膻中穴

●取穴方法：膻中穴位于人体正中线上，取穴时保持上身正直，取两乳头连线与人体正中线中点即为此穴。

●穴位作用：《黄帝内经》认为“气会膻中”，即指膻中穴可调节人体全身气机，促进全身血液的再次分配，因此，按摩该穴不仅可以防治乳腺炎，更可丰胸美容。

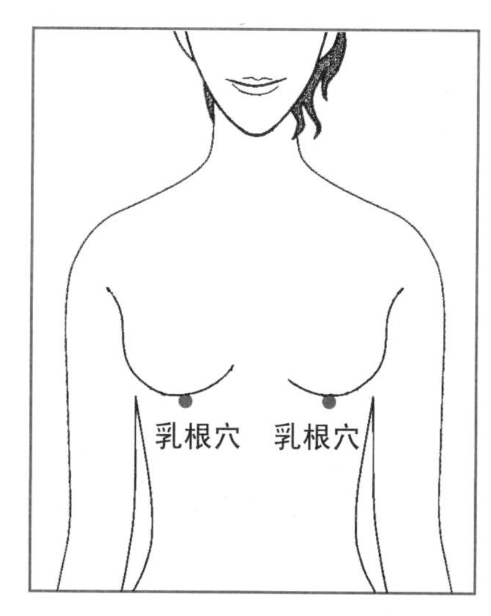

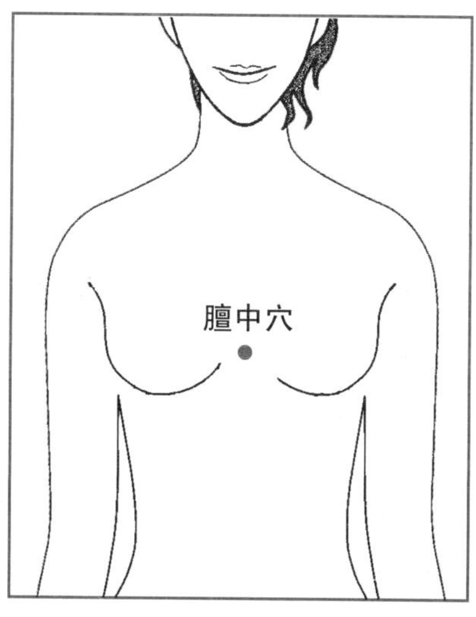

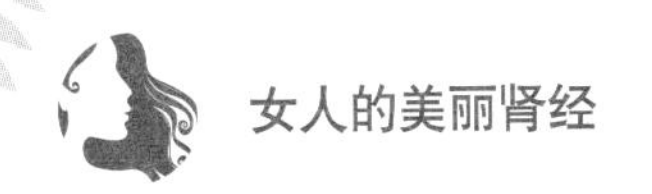

大包穴

●取穴方法：大包穴位于侧胸部、腋中线上，取穴时，沿腋窝下15厘米左右的肋骨间隙处，按压时有明显痛感处即为此穴。

●穴位作用：该穴有宣气的作用，作为配穴与乳根穴、膻中穴两穴一起按时，有明显的丰胸作用。

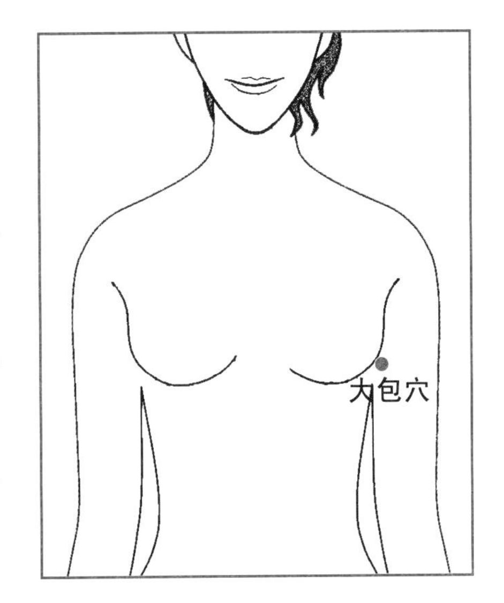

按摩步骤

①保持腰部挺立，以中力用双手中指指尖刺向同侧乳根穴30次，力度以穴位处有明显痛感为佳。

②按完乳根穴，左手放下，以右手中指指端（力道不足者可以以笔帽代替）对膻中穴进行中力揉按20～30次后，再以右手拇指指腹自膻中穴用力向上拨30次，以皮肤有明显向上感为佳。

③双手握拳、拳面点住大包穴的同时，收肩扩胸，在肩部肌肉收缩的同时，以拳面为轴，顶在大包穴处向前转肩30次后，再向后转肩30次。

脾胃强弱影响肾的强弱，若可在按摩前三穴的基础上，兼按合谷穴、足三里、三阴交穴，便可起到疏通经络、提理脾胃的作用，

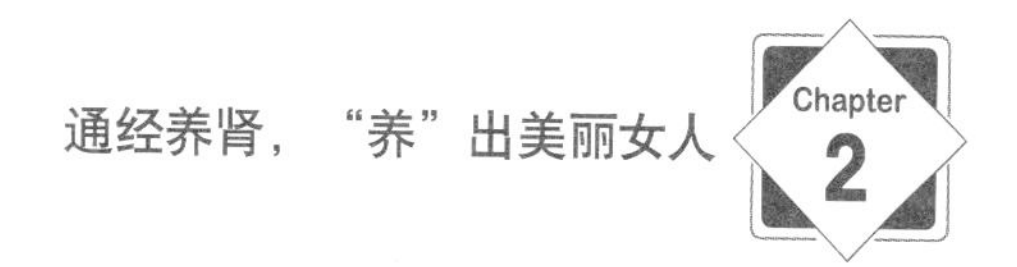

使身体供给乳房的蛋白质增多，使胸部有“建材”可用，从而达到丰胸效果。

合谷穴

●取穴方法：合谷穴位于双手手掌虎口附近，取穴时，将拇指、食指张成45°角时，骨头延长角的交点处即为此穴。

●穴位作用：该穴有通经活络、清热解表的作用，对如消化不良、闭经、多汗、腹胀等多种疾病多有良好效果。

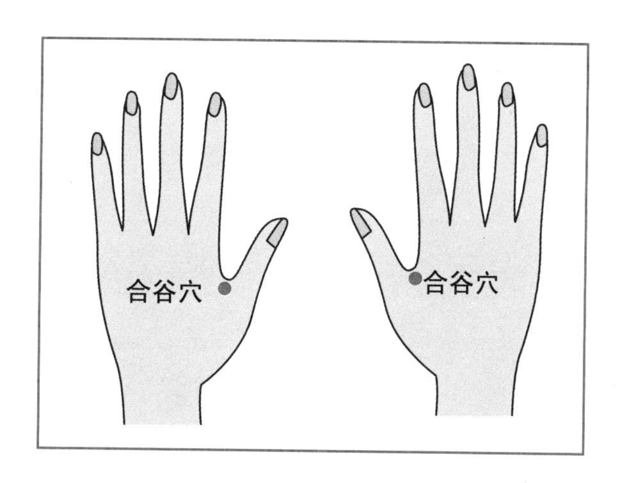

足三里穴

●取穴方法：足三里穴位于小腿外侧、膝盖骨下面。取穴时采取坐姿，使小腿与大腿呈直角，由外膝眼（膝盖下方外侧凹陷处）向下量四横指，在腓骨与胫骨之间，由胫骨旁量一横指即为此穴。

●穴位作用：该穴是强心壮身的大穴，可调理脾胃，补中益气。

三阴交穴

●取穴方法：三阴交穴位于小腿内侧，取穴时取坐姿，由足内踝向上量四横指幅宽，足内踝在四手指另一侧对应的点即为此穴。

●穴位作用：被称为“妇科三阴交”，可保养子宫与卵巢，更能紧致、改善肌肤状态，调理月经。

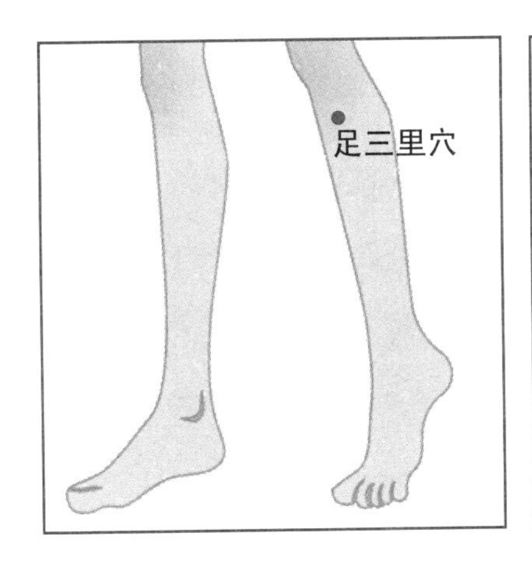

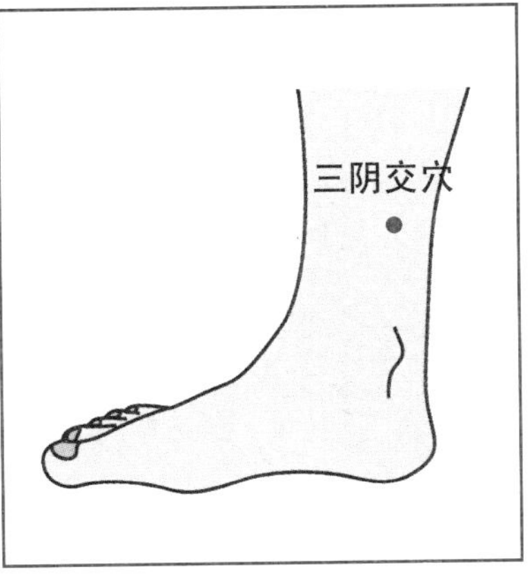

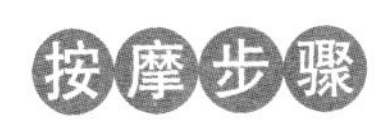

① 右手拇指、食指合按于左手合谷穴上，以“压—松—压”的节奏大力挤压该穴两次，完成后换左手压右穴。

②以一手中指指腹尖端（或笔帽）用中力按压同侧足三里穴，

每次按压 30 ～ 50 次，一侧完成后换另一侧进行。

③以同侧拇指指肚按于三阴交穴上，其他四指握住脚踝，拇指施大力对该穴进行旋转按揉 50 次。

忙碌时，可只按前三穴；若求更好的丰胸效果，最好采用六穴连按的方法，六穴一起按。

在胸部四周气血循环加强的同时，因对脾胃进行了调理，提升了身体对蛋白质与脂肪的吸收，乳房自然变得较为丰满。每日一次，每次 15 分钟，长期坚持此套按摩，不仅可以帮助胸部增大，更可使胸部变得坚挺起来。

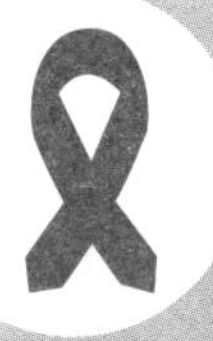

逆转肾关键

想丰胸，先通气血

除了通过按摩特定的穴位起到补肾、丰胸的作用以外，女性还可以在沐浴时按“肾脏→腋下→脖子下方”的方向进行中力拍打。此方法在活肾的同时，又使胸部周边的气血通畅，使胸部更有可能再继续发育。

Tips 按摩丰胸虽然并不需要特定的时间点，但在沐浴后效果较佳。洗完澡后，因全身受热，气血循环较好，身体处于放松状态下，因此往往可收到事半功倍的按摩效果。若搭配刺激乳腺通畅的保养品，可获得更佳的丰胸效果。

·哺乳后期：补气回阳，拯救被宝宝吸空的乳房

在哺乳期后期，很多女性会发现，由于奶水逐渐变少，乳房也如同被抽空了一般变得瘪了起来，有些女性的乳房甚至有变成“布袋奶”的趋势。

追根溯源：为何哺乳后乳房会下垂

女性在孕期时，为了给胎儿提供充足的营养，往往会比怀孕前进食更多食物，且为保胎，运动量也会减少。在此阶段，全身脂肪增加，乳房也会随之增大。若未及时保养，哺乳在怀孕后期便有可能下垂。

还有一点要特别注意，有些产后哺乳的女性，会在宝宝断奶后打退奶针，不过退奶针中含有男性激素成分，这种成分是会令胸部直接萎缩的，对在意胸部大小的女性可是大敌。

更重要的是，乳房是由众多脂肪组成的，而乳房之气非常重要：有了气，乳房才可坚挺，就如同气球中装满空气自然会膨胀一般，但在哺乳后期，很多女性会出现产后肾虚：因全身气血已供给婴儿哺育所用，往往会造成肾虚，并引发乳房塌陷、变形。此时，就需要补气回阳、活血通络。

·有料美人，从补肾气开始

曾经S身材的完美女人如何在为人母后，重新恢复丰满乳房？这就需要妈妈们从补肾气、通气血开始。

四穴齐下，让肾气流向胸部

利用肾经养生要穴太溪穴、关元穴，配合本就在乳房上的肾经穴位——神封穴与步廊穴，四穴结合，可以有效增强乳房内的肾气量。

关元穴、太溪穴穴位：参见本章第 1 节第 36 及第 38 页。

神封穴

●取穴方法：神封穴位于乳房上，取穴时采用仰卧姿势，胸部正中线（膻中）旁 5 厘米左右的地方，第四肋间隙凹陷处。

●穴位作用：为肾经要穴，肾经经气在此散热冷缩，同时可活跃乳房气血。

步廊穴

●取穴方法：步廊穴位于胸部，左右各一，取穴时，循乳房根部画线，在此线上，沿身体前正中线旁开两指宽处即为此穴。

●穴位作用：气血循肾经由此穴向上传输，因此可向乳房传输肾气、肾阳与充足的养分。

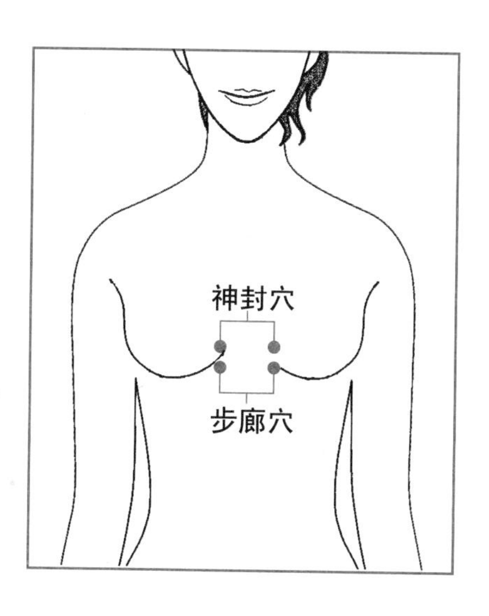

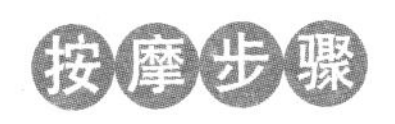

①蜷曲小腿，用笔帽对太溪穴进行 5 分钟的旋转按揉，以有酸胀感为佳，最好有麻麻的感觉。

②挺直上半身，双手交叉重叠，掌心放于关元穴上，以中力将交叉双手快速、小幅度地上下推动 3 分钟。

③保持上身挺直，左右手中指指腹按在神封穴上进行中力按压 50 ～ 100 下，以有明显按压感为佳。

逆转肾关键

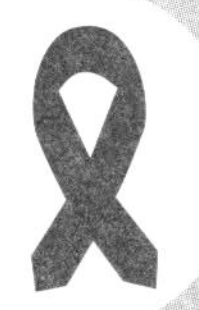

经络按摩丰胸注意事项

◎ 按摩时配合可丰胸的精油，可以获得更佳的按摩效果，且精油能够滋润胸部皮肤，使胸部看起来更健康。
◎ 无须心急，只要每日坚持，一段时间后便可以看到效果。
◎ 按摩最好在体温升高、身体处于温热状态下进行，如沐浴后、睡觉前，此时体内新陈代谢处于活跃状态，丰胸效果会极大提升。
◎ 有身体不适、发烧或是刚进食完、刚饮酒后，不可做任何按摩，否则只会伤及身体。
◎ 孕妇不可进行按摩。

Tips 中指指腹移至步廊穴，以③同样方式按压 50 ～ 100 下。

该方法重在将肾经之气引向乳房，从而解决产后因肾虚而导致的乳房肾气减少问题。肾气增多，补向乳房的气血与营养自然增多，胸部再次丰满便指日可待。

乳周气血冲注，有效拯救乳房下垂

乳房周围不仅有如步廊穴、神封穴等肾经要穴，同时还有可以疏通乳房经络气血的乳中穴、乳根穴、天溪穴等穴位，对乳周进行按摩刺激，不仅能够刺激使肾气冲注入乳房内，同时还能够刺激乳房周围自律神经的兴奋性，达到对体内分泌状态的调节，从而使流向乳房的脂肪、蛋白质与气血增多，进而产生丰胸的作用。

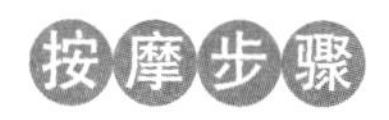

①挺立上半身，将双手手指集中紧靠，以指尖朝下的方向，放于两胸之间。

②并拢的手指慢慢往胸上行走，从胸部中间到腋下，以画半圆的方式按摩 30 次，力度以可以带动皮肤即可。

③以对侧手按住对侧乳房下端，从胸部侧面沿乳房边缘向上拨按 20 ～ 30 次，力度以带动皮肤即可。

④双手先一上一下捂于左胸上，然后两手掌同时相对用力，以围绕乳房进行向前搓式按摩 10 周，力度以乳房有明显按压感为佳。

Tips 按摩胸部时，注意手法与力度需要始终从两边向中间带，从下向上带，从底部向前方带，千万不可反方向进行，否则美胸不成，反而更加重胸部下垂。

只要按上述方法按摩，便有望帮助胸部自然发育，使罩杯顺利升级。

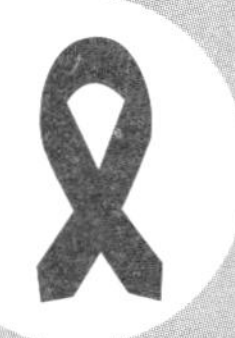

逆转肾关键

丰胸，按摩比运动更有效！

运动的确可以令乳房下胸肌增长，胸肌变大则可以使乳房突出，看起来就如同胸部变大了一样。其实，乳房是由脂肪组成的，该组织内并无肌肉。这就意味着，除非体脂率上升，否则，运动只会帮助保持胸部形状与弹性，而无法改变乳房大小。

相比之下，每天花几分钟通过按摩的方法补肾、丰胸，却可以刺激身体更多地将气血与蛋白质、脂肪类营养补往胸部，有效地使胸部增大。

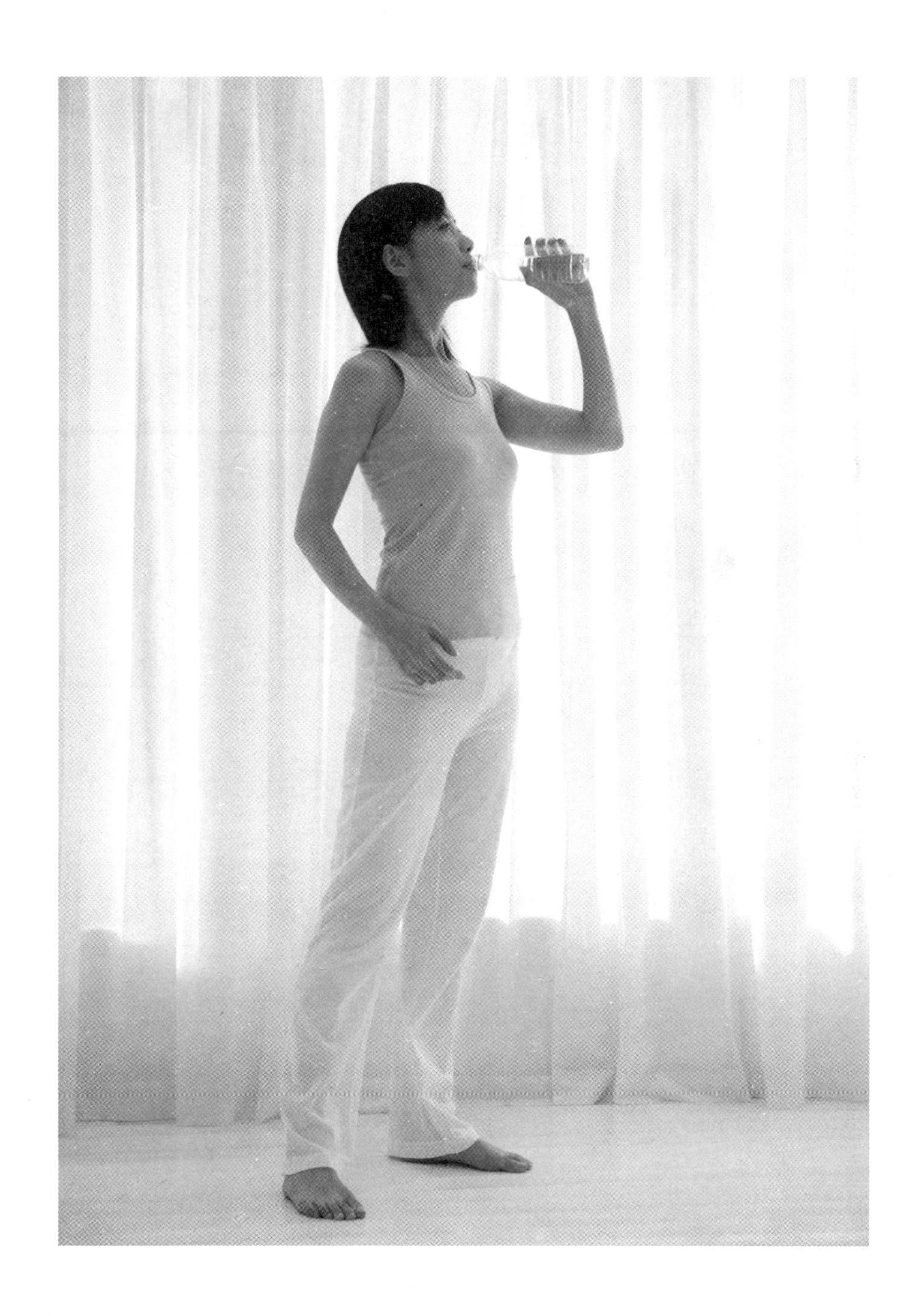

生命在于运动，启动肾脏活力、平衡肾阴肾阳的秘诀也在于运动：许多女性习惯“静如处子”，但不动则全身气血不通，长久如此，便会累及肾之气血、阴阳，肾不健康，容光焕发自然成为水中倒影。想要美丽长久吗？动起来吧！以运动养肾才是王道。

运动养肾，美丽女人“动”起来

调阳虚不畏寒，抬腿跨步

肾阳就如自然界中的太阳一般，阳气不足，体内环境便会处于寒冷状态，进而使人出现畏寒怕冷、四肢不温的症状。想要调理阳虚，就必须使体内环境恢复温暖。而增进体内环境温度的最好办法，就是通过抬腿跨步来带动下半身的肾经，进而由下半身血液循环带动全身的血液循环，使身体温度上升。

· 肾阳不足，女人便会畏寒怕冷

不分季节喝冰饮，夏日过度吹空调……不当的生活方式使80%的现代人阳气不足。

肾阳是人体阳气的根本，肾阳不足，往往会经过3个阶段的发展。

第一阶段：肾阳略有不足时

此阶段人体功能基本可以维持，但会出现肥胖、手脚冰凉、腰酸背痛等不适症状。

第二阶段：肾阳不足程度加剧

在第一阶段未得到改善的情况下，肾阳不足会加剧，人体基础体温便会下降，一些隐疾、旧疾、旧伤或先天性的淤积堵塞现象会逐渐明显，致使这些部位生理功能失常。

第三阶段：肾阳严重不足

因长期肾阳不足，基础体温下降，身体无法维持恒温，致使气血运行速度变慢；由于温度不足，人体新陈代谢与各项生理功能都有所下降，如瘀血、结石以及外来风、寒、湿气无法及时排出体外，引发淤积成疾。癌症则是肾阳不足所引发的最严重疾病，因此中医也称之为“寒凝重症”。

养护肾阳是女性守护自我美丽与健康的根本所在，想要除寒避病，就必须通过补充肾阳来驱除体内的多余阴邪。

· 抬腿跨步，有效活动腿部和肾经

体内肾阳不足所造成的畏寒，首先会出现在下肢部位。肾阳不足，首先便会造成血液循环变差，导致女性下肢不温、两脚冷冰冰，因此，想要改善肾阳虚，也有必要从肾经主要经过的下肢开始运动，才能达到最有效的效果。

以下动作不仅能够帮助活动下肢血液，改善血液流动，同时还可有效地活动腿部肾经。

仰卧蹬

①仰面躺于床上，双手自然放于身侧，保持双腿伸直，小腿紧贴于床上。

②保持左腿不动，尽量从右腿膝盖处用力拉直，使膝盖背部向下紧贴于床上 5 秒，这会让大腿肌肉收紧；完成后换左膝盖进行。

③保持腿部不动的情况下，用力将左脚掌及脚趾朝头部方向弯，到达极限后暂停 5 秒，再用力使其向床尾伸至极限 5 秒，完成后，换右脚掌及脚趾进行。

Tips 用力时，双手不动，不用力；要进行正常的呼吸，不可屏住呼吸。

仰卧伸腿

①仰面躺于床上，双手自然放于床上，双膝弯曲呈直角，双脚板平踏于床上。

②缓缓于 5 秒内抬起臀部，并用臀部带动背部、大腿抬起，使“背—臀—大腿”呈一条直线，坚持 5 秒后，缓缓将背、臀放于床上，并重复 3 ～ 5 次。

③双膝蜷曲呈直角，先将右腿在 5 秒内慢慢伸直，悬空保持 5

秒后，放松，换左腿进行，左右腿重复3～5次。

④保持初始姿势，向上绷直右脚后，快速蜷曲右腿，使右膝盖呈直角，随后，再在5秒内伸直，完成后再用左腿重复该动作。

正抬、正跨

①身体挺直，双手叉腰，双腿中间分开一拳宽。

②保持身体正直的前提，蜷曲左膝呈直角后，左脚尖向下绷直、向前方慢慢踢出至最大限度后，左腿伸直，再以直腿形式缓缓向前跨出；完成后换右腿进行，一左一右为一回合，进行10～30个回合。

③保持双手叉腰、身体正直，使双腿由分开变成并拢，以双脚前脚掌为施力点，踮脚50下。

④抬起左膝，使其尽量靠近胸部，完成后换抬右膝，一左一右为一回合，进行10～15个回合。

Tips 过程中，要始终保持身体正直。

运动可产生阳热之气，以上运动由于着重于肾经所在的下肢，虽然运动量较小，但却极适合因阳虚而导致畏寒、懒动的女性。它们能有效活跃气血，且费力少，最主要的是，效果也是不错的。

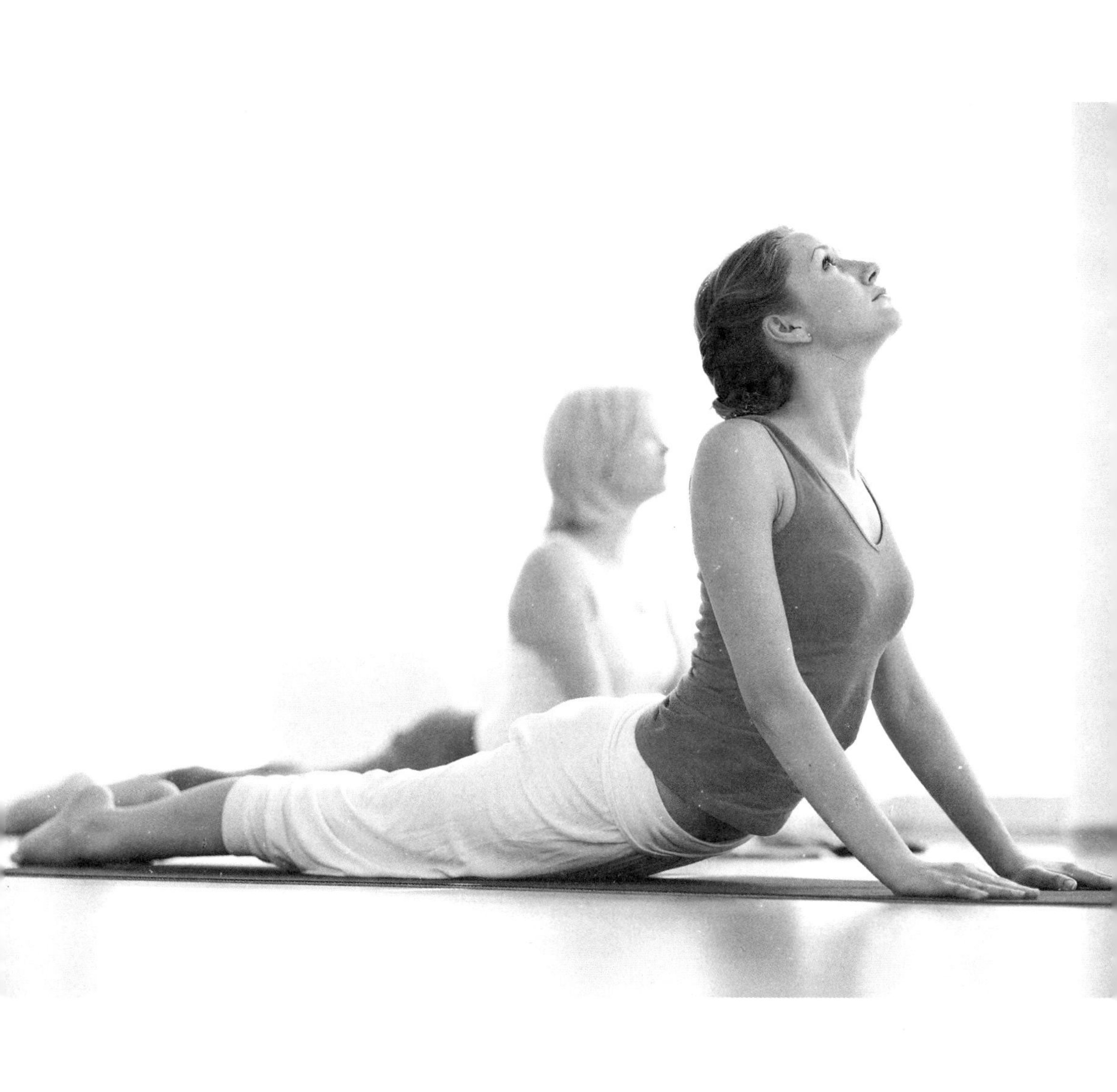

调阴虚不怕热，静心运动具奇效

一旦肾出现阴虚状态，由于肾阴滋养不足，内热不断，便会表现为身体燥热、夜晚盗汗频繁、流虚汗等“热”状态。

· 肾阴不足，内热不断

肾阴与肾阳各有其特点：

●肾阴以寒、静、降为特点，肾阳以热、动、升为特点。

●肾阴除了要滋养各脏腑组织以外，还负责了制约阳气、避免阳气外泄形成疾患。

●肾阴亏虚状态下，无力制约阳气，人体便会出现阳气偏盛的虚热状态，正如中医所言“阴虚则生内热”。

●只要肾阴虚，都会造成体内有热气、火气，引发以口干舌燥为代表症状的外疾。运动始终是养肾最佳方法，如何在避免使身体过热的情况下，缓解阴虚之热？最好的办法就是以可以镇静安神的运动来滋阴降火。

· 静心安神，让肾阴得到补充

在利用运动调阴虚时，以腹式呼吸、冥想为代表的静止运动，可以有效地达到静心安神的功效。

腹式呼吸

①取仰卧或舒适的坐姿，全身放松，并留心自己自然呼吸的方式，观察 1 分钟。

②左手放于腹部肚脐上，右手放于两乳房中间。

③吸气，感受气体下沉于下丹田中，并在 3 ～ 5 秒内使腹部向外扩张至最大限度，同时保持胸部不动，吸至最大程度后屏住呼吸 1 ～ 3 秒。

④保持胸部不动的情况下呼气，感受气体由下丹田向上、向外出，在 3 ～ 5 秒内使腹部向内收缩至最大限度，呼至最大程度后屏住呼吸 1 ～ 3 秒。

重复以上的动作，保持每一次呼吸的节奏一致，同时，双手一直放于腹部与胸部，感受气息带来的起伏。

一段时间的练习后，可将手拿开，仅用意识关注呼吸过程即可。

Tips 腹式呼吸用于调理阴虚时，不管是吸还是呼，都应尽量达到极限，即吸至不能再吸、呼到不能再呼为止。同时，腹部也要相应的收缩与胀大，每口气直达下丹田最佳。

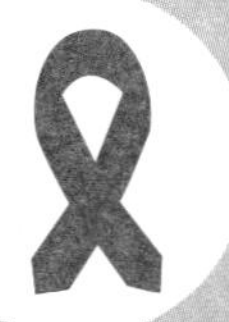

逆转肾关键

腹式呼吸注意事项

◎呼吸应深长而缓慢。
◎吸气用鼻，呼气用口。
◎一呼一吸控制在15秒内，深吸气（鼓肚）3～5秒，屏息1～3秒，然后慢呼气（缩肚）3～5秒，屏息1～3秒。
◎每次5～15分钟，每天半小时即可。

在调阴虚的时候，屏息时间可延长，呼吸节奏也可尽量放慢、加深，且气要吸足。每日抽空练习1～2次，直至身体感觉到沉静、轻松为止。

冥想

冥想不仅能够平静内心，缓解内心压力与紧张。同时，还因其静态的特点而能缓解因阴虚带来的内热。

在练习冥想时，可先采用以下两种方法。

想象法

这是最常见的冥想技巧，步骤如下。

①使用腹式呼吸法进行呼吸，调理气息，让心慢慢平静下来。

②想象一下你的下丹田处有朵莲花正在开放，当吸气使下丹田充盈空气时，花朵的花瓣正在舒展开来；当你呼气时，花瓣则合拢起来。

凝视法

即盯着某样东西进行冥想，步骤如下。

①盯着眼前的东西，让自己的思维停留于其上。

②慢慢地将注意力集中在那里，将思绪渐渐中断，只使自己的注意力安静、平和地集中于其上。

Tips 冥想时必须要让自己暂时脱离现实世界，因此，你必须关掉手机、计算机与其他一切有可能干扰冥想的东西，在这段时间里，你需要绝对的安静。

冥想能够有效的平心静气，而美国也有研究证实：每日20分钟的冥想可以有效增加体内的血液流速，达到通畅气血的效果。

冥想小秘方

以下是一些能够帮助初学冥想者快速入门的小秘方。

●在哪里冥想：房间的一个小角落、海边、小树林里……

只要能够让你感觉到平静、安详与宁和的地方都可以供你冥想。

●以什么姿势冥想：传统的冥想姿势是盘腿而坐，腰部挺直，双手自然垂于膝盖上，但只要你坐得舒服，任何姿势其实都可以。当然，要注意不要让自己睡着了。

●冥想时要睁眼还是闭眼：初学者为了隔绝一切干扰，可以在使用想象法时闭上眼睛；但冥想的目的是平心静气，而不是助眠，因此，你应在冥想过程中为自己找到一种放松却灵敏的状态。练习到一定程度后，应尽量保持眼睛睁开，令所有感官都处于开放状态。

●每次冥想持续多久：初学者可以以20分钟为限，但习惯以后可以不设时间，只追求状态：当冥想可以将你带入只关注自我的状态下时，它便起到了彻底的平心静气的作用。

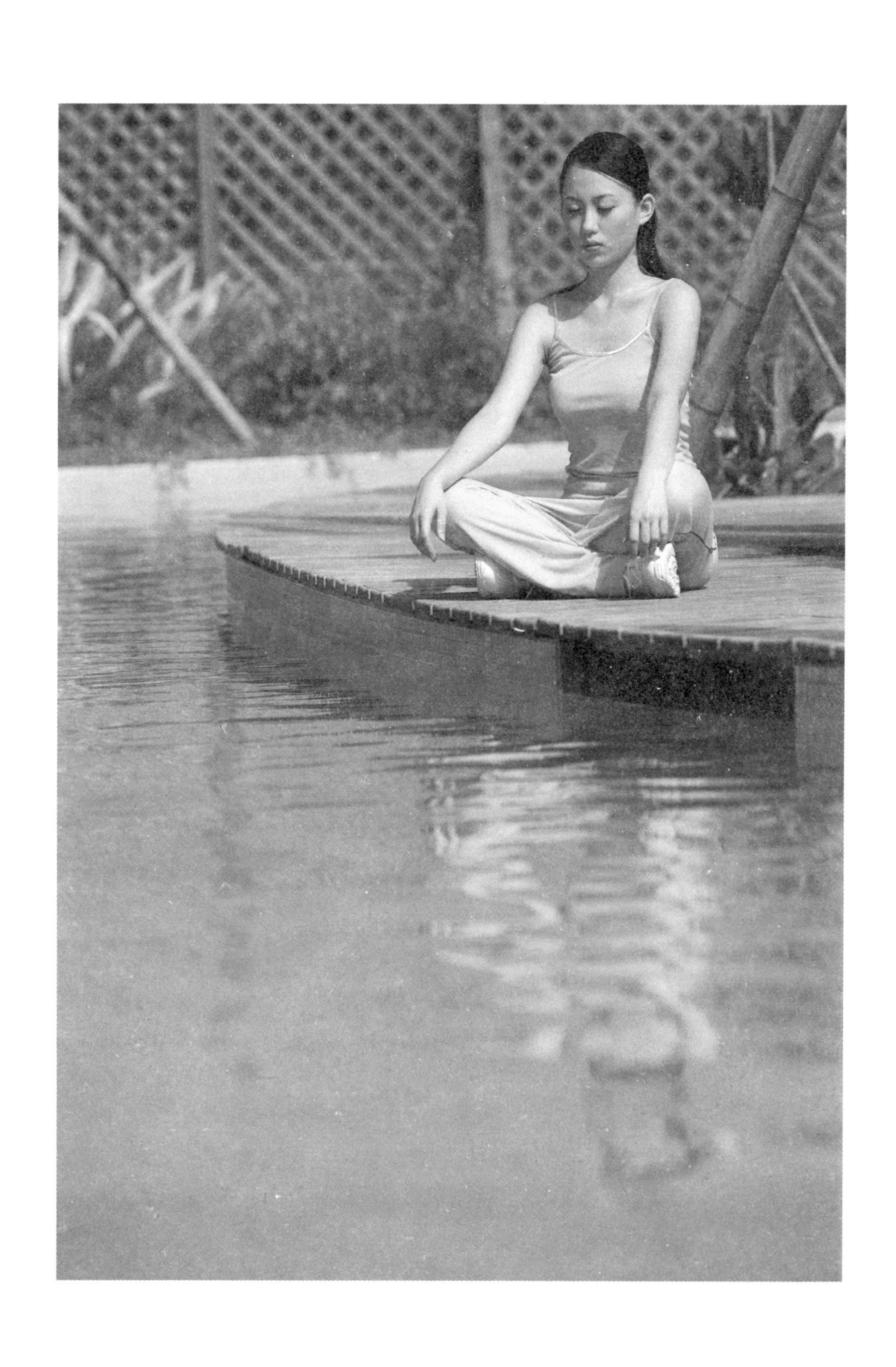

充足的睡眠是养肾的最好运动之一

乍听之下，睡眠与养肾并没有直接关系，但事实上充足的睡眠是肾脏健康、远离肾虚的重要前提。

· 睡眠好，肾才有可能好

肾最不喜欢“熬夜加班”，对女性来说，睡眠是呵护肾脏的有效方法。

熬夜会导致肾虚

动而生阳，静而生阴。白天人体阳气发于体表，晚上进入睡眠状态之后，白天进入人体的阳气，开始促进人体阴气的生成。

熬夜或睡眠不足，阳气失去了化阴的身体条件，长期如此，阴阳二气都会受损伤。

熬夜伤肾阳、肾阴

我们的身体时刻都在消耗肾阴、肾阳。熬夜，首先会使肾阳耗损过多，而肾阳由肾精所化，一旦肾阳消耗过度，必然会导致肾精不足，肾阴亏虚。

另一方面，夜间不好好休息，阳气不但无法修复，还会透支，自然会受损。若平日里个人再有其他保养肾脏不当之举，就更易引发阴虚或阳虚。

熬夜导致其他脏腑功能紊乱

中医倡导“日出而作，日落而息”，遵循的便是阴阳化生的规律，若非要打破规律，颠倒了阴阳，不仅会累及肾阳，而且会将身体气血循环完全打乱。根据脏腑之间相互影响的原理，也一样会伤及肾气。

养肾的最佳方式：睡好“子午觉”

所谓“子午觉”是指子时与午时都应该在睡觉。

子午之时被中医视为人体经气“合阳”之时。凌晨过后并非最阴、最寒之时，过了子时，阳气才会开始生发。之后阳气不断滋长，一直到中午午时，此时阳气最旺盛。午时过后，阴气开始滋生，一直到达子时，阴气便会最旺盛。所以，子午时又是人体气血阴阳交替

之时，在这两个时间段内休息，最能达到养生的效果。

现代研究也证明，夜间 0 点至 4 点，身体各器官功能效率降至最低，中午 12 点至 1 点，人体交感神经最疲惫，因此，子午觉完全符合人体的养生规律。不过，人们在睡子午觉时，也应遵循科学的睡眠方法。

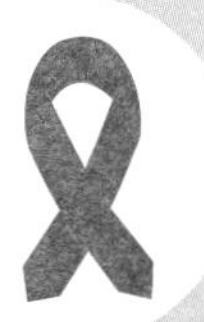

逆转肾关键

子午时间段

◎子时：晚间 11 点至凌晨 1 点。
《黄帝内经》有提及子时“阴气盛制寐”，所以，子时最能养阴，也最容易入眠，且易获得较高的睡眠品质。
◎午时：白天 11 点至下午 1 点。
这一时间段被中医视为“合阳”之时，阳气盛，经过一小段的睡眠后，可以使个人在下午获得极高的工作效果。

· 高效能午睡，提高肾脏活力

从生理角度来说，人体脑细胞兴奋度一般为 4 ～ 5 个小时，之后便会进入抑制状态。午饭后，全身血液会供应消化道，脑部血流量减少，从而随血流进入大脑的氧气与营养物质也相应减少，于是，人体生物钟便会有精神不振、昏昏欲睡的感觉，出现一次睡眠节律。

此时，采用午睡的方式对神经系统功能进行短时间的调整，可以明显消除疲劳，恢复体力，提升下午的工作效率。

午睡前做什么

午饭后，可为午睡做以下准备。

●午饭后由于胃中充满食物，人会有饱胀感，到处走走或是与同事聊聊天，轻微活动15分钟后再入睡，可有助于快速入眠。

●找到一个安静舒适的地方，若在空调房中睡觉，可为自己披上一件防风薄外套。

午睡怎么睡

上班族的女性往往会坐在椅子上或伏案而眠，但坐姿睡会使心率减慢，加剧大脑缺氧，产生头晕、耳鸣、乏力等不适。伏案而眠则会压迫到胸部，影响呼吸，加重心肺负担；眼睛贴在胳膊上，不仅有可能醒后上肢发麻，也会使眼球受压迫导致暂时性视物不清。因此，最好的午睡方式是躺着。

没有条件躺着午睡的上班族可以：

●在办公室准备一个U形枕（颈枕），午睡时套在脖子上，使颈椎处于自然状态下，再找一个有靠背的椅子，放松地闭目休息。

●短时间趴在桌子上睡时，最好拿个柔软且有一定高度的东西垫在胳膊下。

午睡睡多久

午睡时间以 20 ～ 40 分钟为佳，睡多了会进入深睡眠，而太过短时间的深睡眠又很容易加重醒来后的不适感。如果遇到偶尔睡过头、醒来有不适的情况，可在起来后适当活动一下四肢，或用冷水洗一下脸，再喝上一杯温白开水，不适感会很快消失。

值得一提的是，身体好或是夜间睡眠质量佳的人，不午睡也不会伤及肾脏。不过，对脑力劳动者、学生、体弱多病的女性而言，规律、定时的午睡则显得十分必要。

· 优质晚间睡眠，遵循五大策略

短时间的午睡固然有它的重要性，晚间良好的睡眠对养肾有着更重要的意义。不过，好的长睡眠是由习惯塑造的，如果你目前夜间睡眠状态不佳，不必焦虑，从现在开始，按以下五大策略改善，你也可以拥有优质睡眠。

几点睡觉

有关睡眠时间，我们需要知道 3 点。

●最佳入睡时间：可获得较好睡眠质量的入睡时间是夜晚 9 点至 11 点，这个时间段内，人体精力下降、反应迟缓、思维减慢，利于身体进入深睡眠阶段，而 11 点是睡眠时间的最后底线。

●最佳睡眠时间：最佳睡眠时间是晚上 11 点至次日清晨 6 点，这一时间段内，人体各大器官工作速度放慢，进入半休眠状态。

●黄金睡眠时间：夜晚 11 点至次日凌晨 3 点为黄金睡眠时间，此时，肝脏代谢最活跃，若长期错过这一时间段，将会导致睡眠障碍，引发机能紊乱。

那些习惯熬夜的女性往往要比睡眠正常的女性衰老得更快，尽管你可能暂时察觉不到。

如何增强睡意

在晚上 9 点半以后，做以下几件事情，便可自然增强睡意。

●不在床上做、想事情：如看书、思考问题、看电影或电视等。若在床上做事、想事，会导致大脑思维活跃。即使有睡意，但头脑由于外界刺激持续存在，并未真正休息，自然难以入睡。

越勉强入睡，越有可能睡不着。若在床上躺着，超过半小时还无法入睡，可以听听轻缓的音乐，或是看一下不需要思考的书，做些轻便的事情。

●睡前不做刺激事：开会、争吵等任何使交感神经感到兴奋的事，都会使情绪受到刺激，妨碍睡眠。因此，睡前应尽量避免玩电动、观赏刺激影片；喝咖啡、酒类等刺激性饮料。

●限制赖床时间：早上赖床时间越久，越会干扰睡眠的完整性，使睡眠变浅，而浅睡眠是导致醒来后精神不振的一大原因。

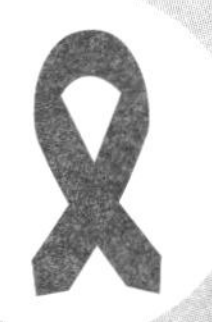

逆转肾关键

什么是优质的睡眠？

◎入睡快：上床10分钟左右便可入睡。
◎睡眠深：睡眠安稳，一觉便睡到天亮。
◎不会中断：夜里不会频繁地起来上厕所或惊醒，睡眠一旦被分割，自然睡不好。
◎起床容易：睡醒后能够轻松地起床，而没有强烈的未睡醒感。
◎白天表现佳：若睡眠质量好，白天自然精神好，头脑清醒。

采用何种睡姿

人的睡姿有俯卧、仰卧、左侧卧和右侧卧四种，不同睡姿带来的睡眠效果不同。

●仰卧易导致胸闷，中医将仰卧称为“尸卧”，因为它将身体与下肢固定在“伸直”状态下，从而无法达到全身休息的目的。在腹腔内压力增高的同时，仰卧不仅会导致胸闷，同时还会对腹腔内的肾脏形成压力。

●俯卧会影响呼吸：俯卧时全身重量压于肋骨与腹部，胸部与横膈膜受压的情况下，会影响呼吸，导致肾脏夜间无法纳入充足的气。

●左侧卧对心脏与胃形成压力：左侧卧时，双腿微蜷，可消除疲劳，但心脏、胃通往肠道的出口都在左侧，所以，左侧卧也有其弊端。

●右侧卧才是最佳睡姿：右侧卧同样需要双脚微蜷，中医认为，这也是最符合人体工程学的睡姿。在使用此姿势时，人的身体从侧面呈现“S”状，肚子往前凸起，臀部后翘，且心脏处于高位，肝脏处于低处，胃中食物借重力作用，朝肠道推进，使消化、吸收效果更佳。

同时，右侧卧时，全身处于最放松状态，呼吸均匀，心跳减慢，大脑、心、肺、肾等皆可得到充分的休息与氧气供给。

应该几点起床

每个人的情况不同，需要睡眠的时间也往往不同，一般来说，如果在晚上11点前便睡觉：

◎睡7个小时便足够的人，正常早起时间应是早上5点至6点。

◎需睡足8小时的人，正常早起时间应在早上6点至7点。

此外，凌晨5点至7点是肾脏最强的时间段，这一时间段内起床，不仅可顺应“日出而作”的规律，也可排除宿尿，使肾脏尽快开始一天的工作。

怎样起床才正确

设定闹钟是一般人最常用的起床方法，早上闹铃一响便立即起身，但这种起床方法其实对健康是不利的。夜间长睡眠中，身体各系统皆处于半休眠状态，醒来后，身体需要从半休眠状态逐渐地变为工作状态。

若马上起床，则会因为身体还未适应工作状态，而导致出现头晕、恶心、心慌等现象。因此，起床时应尽量遵循“平缓”原则。

起床应缓而平和

早上起床后血管应变能力还未完全苏醒，脑部供血也不足，动作过猛会增加心血管疾病，因此，早上起床时动作不可过快。

赖床 5 分钟

前一晚设定闹钟时，可预留出赖床时间。

●清醒后，不忙起床，先静躺 5 分钟，并做 10 ～ 15 次的深呼吸。

●然后，缓慢坐起，伸几次懒腰。

●下床后，给自己倒一杯温开水，慢慢饮下，待身体恢复正常后，再进行其他工作。在赖床的 5 分钟内，可以闭目养神，使身体慢慢适应，也可在床上伸伸懒腰。 此外，在床上进行几分钟的“赖床运动”也是不错的选择。

伸一伸，加快清醒

一夜长睡后，伸伸懒腰不仅可以伸展身体、扩张胸廓，同时还可以加速血液循环，促进氧气供应，这对于全身肌肉收缩与呼吸加深极为有利，同时也可唤醒包括肾脏在内的各大脏器，使它们以全力投入一天的工作。

扭一扭，加速血液循环

伸懒腰后，可进行以下动作。

①采取左侧卧姿势，将左腿伸直，右腿蜷曲放于床边，双手于头顶相互攀住，双臂伸直。

②肩膀发力，将上身向右侧以 3 秒一次的节奏扭转 10 ～ 20 次，扭转至最大幅度后，静止 5 秒。完成后换右侧卧进行，左右各一次为一回合，每日早上进行 3 个回合，可加速全身的血液循环，促进肾脏更快进入最佳的工作状态。

· 滚一滚，恢复各部分肌力

伸懒腰后，可上下滚一滚：

①采取仰卧姿势，蜷曲身体，双手抱住膝盖，静止 5 秒。

②以腰、臀发力，缓缓上下滚动 10 ～ 20 次。该动作可使累了一夜的背部肌肉放松，使各部分肌力平衡，更可通过对腹部的挤压，使更多的血液流向腹部，达到唤醒肾脏的目的。

后仰吐纳法，有效帮助入眠

运动对睡眠就犹如双面刃。养成运动习惯，可提升睡眠质量；但若在晚间或睡眠前 4 个小时进行如有氧舞蹈一类较激烈、体能耗费较大的运动，便会令肾脏分泌出大量令身体更亢奋的肾上腺素，反而造成入睡困难。因此，对于习惯性失眠者，睡前 4 小时更应避免激烈运动。

其实，只要运动可令身体放松，便有助于睡眠，比如瑜伽、缓慢的深呼吸或一些简单而缓和的拉筋运动等，而“后仰吐纳法”便是其中极有效的一种。

“后仰吐纳法”的具体步骤

①俯卧于床上或地垫上，保持均匀呼吸；脸朝下，双手自然放于身体两侧；大腿并拢，大腿内侧微微用力，以感觉到根部皮肤有明显的挤压感为佳；双脚掌朝上，脚趾轻贴于地面。

②双手肘弯曲，紧紧贴放于胸部两侧，将双手十指撑开，朝下按于床面上。

③吐气的同时，以双手掌、胯部与腿部为支撑，双手臂发力直至打直，上半身缓缓抬起，并尽可能后仰至极限，同时想象脊椎正在无限向上延伸。

④保持③的姿势，同时夹紧臀部，并让脚背、脚趾紧贴于床面，同时缓缓进行 5 次深呼吸。

⑤保持上述姿势，缓缓顺时针转动脖子一周，以 5 秒转一圈为佳；完成后换逆时针再转一周。

⑥完成后趴下放松全身，休息 5 秒，再重复上述动作 3 ～ 5 次。专注于此动作时，能够令全身肌肉、神经得到有效放松，从而加快入眠速度。

和谐的性生活，光彩由内绽放

过度的性生活会耗伤肾精，导致女性肾虚，但适当而和谐的性生活，却反而有养身的作用。

· 和谐性爱，让女性健康又美丽

性生活是爱侣肢体上的交流，是情侣感情生活的主要组成部分。恰当的性生活，不仅能够保护肾脏远离“房劳过度”带来的损伤，而且能够给女性带来以下好处。

愉悦身心

正常的性生活能够令人情绪愉快、精神饱满，身体与心理都处于一种兴奋的状态，而良好的心情正是养肾、健肾的前提。

两情相悦的性生活所带来的快乐与满足感，能够提升全身的气血运作速度，使人体温升高。同时，性生活中的肌肤相亲，可使肌体体表获得按摩，再加上气血的滋养，女性的皮肤也会更加润滑细腻，指甲也会发亮有弹性。

性生活过程中，呼吸与心跳会增加一倍以上，血压也比正常状态下上升三分之一，从而使身体由外而内得到积极的锻炼，其中自然包括肾脏。

防止性器官萎缩

长期肾虚、性欲低下，便会使身体雌激素分泌减少，造成女性阴液分泌减少、阴毛脱落、外阴萎缩。正常的性生活过程中，由于女性性器官不断受到挤压、触摸等良性刺激，可保持良好的生理状态。

调节内分泌状态

性生活越规律，女性体内的雄激素分泌水平便会越恒定，月经周期等相关生理反应也会越稳定，这对改善女性普遍性肾虚所引发的月经不调大有好处。

有效助眠

处于性欲旺盛时期却又长时间得不到发泄的女性，其神经系统极易进入高度亢奋状态，导致夜间失眠。性生活越和谐，事后便越容易入睡：紧张、激动的身体开始放松，肌肉也在满足的疲惫中得以舒展，睡意自然到来。而睡眠对肾脏的好处，我们前面就已经说得很清楚了。

有利于预防妇科疾病

德国医学家研究证实，男子精液含有“精液胞浆素”，这是一种可与青霉素相媲美的抗菌物，可有效杀灭葡萄球菌、链球菌等致病菌。正常性生活中，男性精液有规律地进入阴道，可对子宫腔、输卵管等处具有有效的消毒、杀菌作用。

只要生病就会消耗肾气，而妇科疾病的发病率下降，无疑也是养肾的另一种好方法。

·适当性生活，让爱不再伤肾

古代养生书《十问》中指出，爱侣间性生活若可遵循一定法度，做到不放纵、保精全神，不使元精乏竭，便可使体虚者逐渐充盈，体壮者更健实，老者更长寿。而想要不使“元精乏竭”，就要遵循行房有度的原则。

行房有度

古代养生家有这样的观点：男女房事，实为交换阴阳之气，固本还元，只要行之有度，对夫妻二人皆有益处。因此，中医养肾，素来主张“行房有度”。

“有度”即数量，一般情况下，性生活频率可参考年龄段最佳性交次数：

- 30 岁以前，每周进行 2 ～ 4 次。

● 30 ～ 40 岁，每周 1 ～ 2 次。

● 40 ～ 50 岁，每周 1 次。

● 50 ～ 60 岁，每 3 ～ 4 周 1 ～ 2 次。

● 60 岁以上，每 4 周 1 ～ 2 次。

行房有度还需参考以下原则

以第二天不感觉疲惫，身心舒适、精神愉快、工作效率高为基准;若出现腰酸背痛、犯困乏力、工作效率低，则说明纵欲过度，应适当调整。

注意应克制性欲的时间段

以下几种情况，女性应减少或避免性生活。

●重病初愈。

●过度疲劳、情绪不佳或酒醉。

●月经期间。

●孕期头 3 个月、最后 3 个月。

●分娩后至子宫复原前（约 3 个月时间），应完全杜绝性生活。

●因患病，医生认为其他需避免性生活的情况。

此外，每次性生活最好在夜间入睡前进行，以便性生活后休息与恢复体力。

甩掉腰上恼人的“游泳圈”

有些女性哪里都不胖，就是腰部一圈肉，不仅穿衣不好看，走路都像带了一个游泳圈。腰部脂肪太多，不仅会破坏美好身材，同时更会危害健康。

· 胖在腰部，肾脏会得病

运动少

女人之所以容易腰部发胖，原因主要有二，而少运动就是其一。由于平日里的行走、骑车等日常活动一般很少活动到腰腹部，再加上长时间久坐不动，脂肪便很容易爬上肚皮。

腹部自身特征

腹部自身的一些特点，也会导致脂肪热爱在腰部聚集。

横带脉位于腰部

女性腰部发胖，关键在于人体经络分布。腰部是人体带脉区，在人体上，所有的经络都是竖着的，只有带脉横着。带脉本身就是身体微循环最薄弱之处，但重要的脏器也同样在带脉后面。若身体将过多养分供向腰部，带脉便会出现微循环障碍，造成气血淤堵。

一旦气血淤积于腰部，毒素与脂肪便会在此处堆积，S 形身材便会变成“西洋梨”或“苹果”式身材。

腹壁有两层脂肪

人体其他部位多为一层脂肪，但腹部内有包括肾脏在内的众多脏器，为了保护这些重要器官，腹壁有两层脂肪。相比于身体的其他部位，腰部自然更易吸引脂肪滞留。

腰部细胞更易吸收脂肪

胃、肠道等消化器官多集中于腹部，据现代医学研究发现，脂肪在人体中囤积的速度远比我们想象的要快。

人在吃下脂肪丰富的食物后，食物内的脂肪便会迅速积累到腰部。腰部会“主动出击”，将其储存起来，这是由于“身体的错觉”——细胞们会认为脂肪越多，越能保护内脏。

不同时间段的餐点，脂肪积蓄量也有所不同。进食早餐后，只有少部分脂肪会储存在腰部；但进食晚餐或晚上加餐，食物中有一半左右的脂肪都会于腰部囤积。

腰部脂肪过多，肾脏易患病

脂肪压迫于带脉上，极易造成气血循环变差，气不顺、血不通的情况下，供给肾脏与其他脏器的气血便会减少。在“原料”不足的情况下，肾阳、肾阴都有可能出现欠缺。

西医同样认为，腹部肥胖之后，包括肾脏在内的内脏脂肪也会随之堆积。若肾脏脂肪过多，便有可能引发肾部“血管肌肉脂肪瘤”。该病是常见的肾脏良性肿瘤，且女性罹患概率极高，而这种疾病的发病主因就是血管、肌肉与脂肪在肾下出现不正常增长；一旦罹患，便有可能引发腹痛、腹腔内出血，甚至休克。

现代临床医学调查数据显示：腰围大1厘米，寿命便会缩短1岁。因此，女性腰围最好不要超过80厘米。现在，赶紧来量一下，你的腰围超标了吗？

· 健腰、收腹秘诀，加速燃脂变“小腰精”

以下这些动作，不仅对瘦腰、护肾简单有效，同时还可加速燃脂，避免腰部脂肪反弹。

背墙屈腰

①靠墙壁坐稳，头与肩部紧贴墙壁，臀部着地，以两端为支点，

腰部悬空，双手自然放于身体两侧，双脚蜷曲，使大腿与小腿呈直角的同时，脚面贴地。

②双手手掌或五指撑地，在上身保持不动的情况下腹肌发力，将双膝抬起，尽量靠近胸前。

③保持上身不动、腹肌发力，使蜷曲的双腿伸直，并尽可能往脸部靠近。恢复初始姿势后，视体力重复上述动作 10 ～ 30 次。

手触碰小腿

①坐于地上，上半身向后倒，双手手肘呈直角撑在地面上。

②双腿抬起，使大腿与小腿呈直角悬空于地面，重心放于腰部、臀部，后背悬空。

③以臀部为支撑点，双腿、双手同时向斜上方伸直，以腰腹部力量支撑身体，令双手努力去触碰同侧小腿，并在触碰到后坚持 20 秒，每日重复 5 ～ 20 次。

Tips 双手触及小腿后，不可攀住小腿放松，而是应贴放于小腿处，否则腹部肌肉便会放松。

双手攀腿

①坐于地上，大腿与小腿呈直角，双脚掌平放于地面，随后上半身向后倒，使用双手肘撑地，保持双手肘呈直角。

②下半身保持不动，上半身悬空撑起后，右手与左手同时去碰触左大腿根处，越根处效果越好，并在碰触至极限后，坚持 5 ～ 10 秒。

③换成左右手去碰触右大腿根处。左右各 5 次为一组，每日进行 5 ～ 10 组即可。

Tips 在左右手碰触大腿根处后，不可手部着力攀住大腿，否则便无法锻炼到腹部。

架空中躯干

①平躺于地面，双脚脚掌着地，使大腿与小腿呈直角。

②右腿保持直角，弯曲搭于左膝上，双手自然放在身体两侧。

③左脚脚掌微微离地，以脚跟、肩膀为支撑点，使用腹部力量，使腰部与两大腿尽可能上抬至极限，并坚持 5 ～ 10 秒。

④恢复初始姿势，换左脚搭于右膝上，每日重复 5 ～ 20 次。

Tips

◎双腿在变换动作时，应始终保持直角状态。

◎手臂在运动过程中不可发力，而是要尽力以腹部带动腰部、臀部，双大腿上抬。

最初锻炼时，由于腰部脂肪多、肌肉力量小，以上动作很可能只能坚持几秒。此时坚持最重要：视锻炼情况，不断延长每一个动作的坚持时间，最终便可令腹部游泳圈变得平坦起来。

逆转肾关键

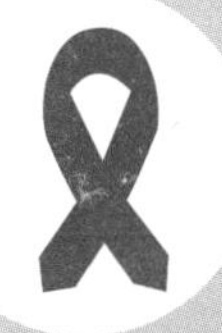

腹部脂肪多虽不美，但过少更惹烦恼！

杨柳细腰虽然常被羡慕，但腹部脂肪过少也会惹来烦恼：腹部过瘦，意味着体内没有脂肪组“固定”肾脏，很容易造成“肾游离”。

这与肾脏特征有关。肾脏位于后腹腔脊椎两侧，由于肝脏位于右肾上方，所以左肾比右肾高出 1.5 ~ 2 厘米。肾脏在背后深层肌肉上附着时，借着肾筋膜（肾的结缔组织）及肾脂肪（脂肪组织）固定在壁腹膜后方。它会随着呼吸或姿势的改变而活动：

◎吸气时，肾脏会下移 3 厘米左右。

◎呼气时，则会上移 2 ~ 3 厘米。包围肾脏的脂肪组织就如海绵一般，在呼吸过程中，减少肾脏移动时的受伤概率；有些女性因腹部脂肪过少、腹部肌肉又不够强大，站立与平躺时，肾脏移动超过了 3.5 厘米或一段腰椎的大小，临床将之诊断为游离肾（又称“肾下垂”）。

一旦罹患游离肾，不仅会在站立时有腰部酸痛感，同时还会导致肾脏不可逆式受损。因此，纤腰虽美，但为了避免游离肾，女性还是应积极锻炼，以强化腰部肌肉群来代替缺乏的脂肪组织。

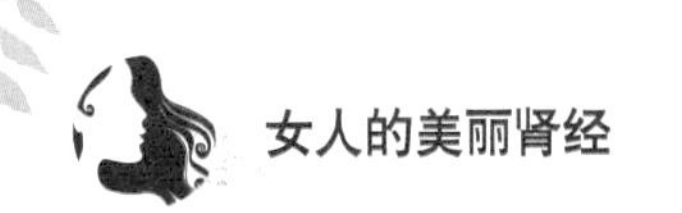

30 分钟慢跑，跑出激情每一天

跑步是最经济、最有效的锻炼运动，且跑步能够有效促进血液循环，扩张血管，降低血压。从中医角度来说，每天挪出半小时，进行速度适中的慢跑，不仅能够通络全身气血，使供给肾脏的养分增多，同时更可使身体自发对肾脏进行有效按摩。

· 每天慢跑半小时，用体内自按摩养肾

慢跑是保养肾脏的最佳运动形式。跑步时身体肌肉规律而有节奏地张弛，就如同将肾脏放在“蹦床”上，让肾脏在上面“弹跳”一般，而肾脏及其周围器官与组织的气血也会活起来。

跑步时，腹腔内的其他脏器，大网膜、升结肠等，都会有规律、有力度地对肾脏造成冲击，对肾脏产生犹如自助按摩的作用。

相比于其他运动方法，慢跑对肾脏的好处也非常明显：

●**散步：虽然散步也可以是一种有效的按摩作用，但由于散步在垂直方向上的运动幅度减小了，这种“弹跳”与“按摩”作用便会明显减弱，因此，慢跑对肾脏的保养作用是**

散步无法比拟的。

●游泳：游泳时，人体基本呈现整体在水平方向的移动，动得比较频繁的只有划水的双脚与划动的手臂，它的确可以锻炼到下半身的肌肉与上肢肌肉，但对于腹部肌肉的锻炼并不大，且内部脏器运动幅度小，没有了“邻居”的“按摩”，对肾脏的保养自然变少。

●骑车：由于上半身需要微弯，盆底肌肉与腹肌同时受到挤压，不仅失去“按摩”与“弹跳”的效果，而且会对腹部、盆底造成紧张，效果自然更无法与跑步相比。

跑步是保养肾脏最佳的全身性运动方式，但是，由于剧烈运动会造成体内尿酸增多，水分减少，使肾脏工作负担加重，因此，跑步不可快跑。如此一来，速度较慢的慢跑便成为最佳选择。

· 非做不可，慢跑前“五五运动”

慢跑是一种全身性运动，在进行全身性运动前，进行一些暖身运动非常必要。身体各部分肌肉需要先活动一下，以避免突然开始运动时，身体无法适应，导致不适，反而伤身。因此，进行慢跑前，最好花 5 分钟做以下五种运动，伸展全身。

●单腿下蹲：伸展大腿内侧肌肉，身体保持正直，左脚先往左跨出一大步，双手放于右膝盖上，右腿下蹲，使小腿与大腿呈直角，并坚持 5 秒，完成后换右腿重复上述动作，左右来回进行 1 分钟。

●抱膝抬腿：伸展大腿与臀后肌。身体保持正直，左脚紧抓地面，右脚上提，直至大腿与小腿贴合、双手抱住右膝为止。尽量使右膝向胸前贴近，坚持5秒。完成后换左脚重复上述动作，左右来回进行1分钟。

●弓箭步：伸展髋关节与大腿前侧肌肉群，身体保持正直，右腿前跨一大步，向下蹲至右大腿与小腿呈直角弓箭步。注意保持右脚膝盖不超过脚尖，左腿尽量绷直，坚持5秒。完成后换左腿前跨进行，左右来回进行1分钟。

●前后摆腿：伸展大腿前后侧肌群，身体保持正直，左脚紧抓地面，右脚脚面、腿部打直，单腿由后往前摆动至极限。完成后换左脚前摆进行，左右来回进行1分钟。

●半蹲：伸展大腿肌肉与肩部关节，双脚打开至与肩同宽，上身保持正直，双手握拳放于身侧；臀部往后坐，呈半蹲状，同时双手手臂伸直向前举起，注意膝盖不要超过脚尖；完成后恢复初始状态，如此来回进行1分钟。

以上五大动作不仅简单易行，而且能够使全身肌肉得到适当伸展，全套完成后，身体温度会明显上升——这对身体进入后续慢跑状态大有帮助。

·正确慢跑，跑出好肾、好身材

跑得好、跑得正确，是将慢跑坚持长久的关键所在。以下是一些慢跑的知识要点。

什么时候跑、跑多久最好

慢跑的时间取决于个人训练程度。对初跑者或者中断了较长时间的女性来说，一开始时，每次慢跑最好不要超过 10 ～ 15 分钟，中间累的时候可以采用慢走的方式调整身体。

慢跑时间可以按每月逐步增加 5 分钟的速度来进行；平均每周跑 3 次即达到活跃全身气血、强健肾脏的目的。

大多数慢跑者习惯在早上慢跑，但运动专家认为，一天中最好的慢跑时间在下午 5 点至 6 点之间，因为人体在这一时间段内的体温最高，此时运动，肾脏各项功能也会因为体温升高而变得活跃起来，而气血也会于此时变得流速更快，对滋养全身有更大的帮助。

手放哪里

有些女性在跑步时为了同时锻炼手臂，双臂往往会不自觉地用力而浪费不少力气，但如此跑步只会让双臂酸胀不已。慢跑时，两只手的位置只需自然放于身侧，并不需刻意保持某一角度或用力夹在身体两侧。

脚步注意事项

跑步时，大腿与小腿在提起后，应尽量呈直角后再落下。可想象自己的脚踏在“两条并行线上”，左脚一条直线，右脚一条直线，脚尖向前，笔直前进。如此动作可减少因扭转身体而消耗不必要的力量，更可减少骨盆损伤。

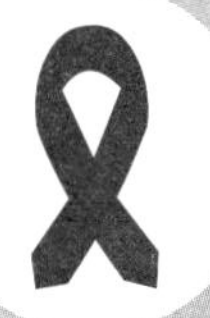

逆转肾关键

前脚掌着地法

跑步落脚时，先使脚掌的前三分之一接触地面，在抬脚时，再利用脚跟弹力，将脚从地面上拉起来。该方法可减少地面对脚部的冲击力，更可大大减少慢跑过程中膝盖需承受的身体重力负担。

长期慢跑可能会对膝盖造成负担，特别是膝盖不好的女性更要注意，要解决这个问题，跑步时，可以让前脚掌先着地，如此便能有效地降低膝盖损伤。

Tips 有些女性慢跑久了，体力不足时，会不自觉地出现驼背。慢跑时，可时时提醒自己抬高下巴，如此一来，脊背便会被带动、伸直。在抬下巴的同时，骨盆也会自然前倾，抬腿也会更有效率，自然可以在保护身体的基础上跑得更省力。

怎样呼吸更省力

慢跑时，保持均匀缓慢而规律的步伐，才能慢跑较长时间而不感觉累，适当的呼吸法非常重要。

●跑步过程中，应以鼻子呼吸，且呼气时间是吸气时间的两倍。

●呼气时，要完全呼出胸中废气，方可将体内毒素排除。

●当你全神贯注在慢跑过程的呼吸声中时，应静听一下气息由软腭通过鼻腔的声音。

●调整慢跑步伐的良方，应以你对空气的需要量而定，若你无法从鼻子吸入足够空气，便说明你跑得太快、太紧张了，应将速度慢下来，或改用步行，直到呼吸均匀为止。

若你依然可以用鼻子呼吸，便说明你还可以再提升一下速度，再跑得远一些。

慢跑强度维持在多少

有些女性认为长时间、长距离慢跑才能达到锻炼的目的，但事实上，适度慢跑对肾脏有益，但过度慢跑却有可能造成肾功能衰竭。

过度慢跑后，肌肉会获得充分运动，尿素等废物会在体内囤积，而肾脏的功能是排出这些老旧废物，因此，运动后，肾脏工作压力将会大大增加。其次，因运动过度，身体供给肾脏的能量已经大大减少，若长期处于这种超负荷的工作状态，肾脏很有可能会“累坏”。

慢跑后大量出汗，身体内的水分会急速流失，脱水症状会使供应肾脏的血液量减少，造成肾功能不可逆式受损。因此，若慢跑后出现强烈的呕吐或想吐、腰背疼痛，更应警惕，你的肾脏已经疲惫不堪了！

什么时候喝水

慢跑时可以喝水，但不可一次过量暴饮，否则便易伤肾。跑步过程中若有口渴感，可暂停下来小口喝两三口水。

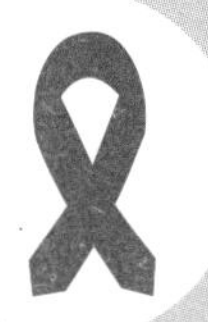

逆转肾关键

你的慢跑强度合适吗?

有些女性认为长时间、长距离慢跑才能够起到锻炼的作用，在这种观点下，她们往往会忽视自我感觉。但事实上，自我感觉才是把握运动量与运动强度的重要指标。

运动适量

轻度呼吸急促，感觉有些心跳，全身微热，面色微红，出现津津小汗，运动后神采奕奕。

运动超限

有明显的心慌、气短，心口发热，伴随性出现大汗、头晕，且运动后疲惫不堪，证明应减少慢跑量。

运动不足

始终保持在“面不改色、心不跳”的程度，或者跑步出汗越来越少，喘气情况也比从前减弱，证明应加大慢跑距离或增长慢跑时间。归根究底，不要勉强自己跑步，适量才能保证肾脏健康。

最佳的喝水办法是慢跑前一个半小时补充250毫升的水，这一水量足以应付30分钟到1个小时慢跑所消耗的水分。不过，饮水量多少其实是由运动当天天气情况、个人身体状况决定的，因此，若跑到一半口渴明显，一定要及时补水，否则便会因水分不足导致尿素等老旧废物在体内囤积，造成跑完后肾脏工作量加大。长期如此，自然会伤肾。

期望通过慢跑改善肾虚、强身健体的女性，只需将上述正确的慢跑观念建立起来，并以自我四分之三的体能用来慢跑时，慢跑便是舒适而有益的。

Tips 在天气不佳时，在室内原地踏步也可以，只需同样注意前脚掌着地、膝盖维持直角即可。

· 跑后伸展操，告别“萝卜腿”

很多女性明知慢跑的好处却不敢跑，是因为她们认为，虽然慢跑有益于肾脏健康，但会使小腿变成“萝卜粗腿”。真是这样吗？

为何慢跑会导致“萝卜腿”

跑步的确会令小腿变粗，短跑运动员大多小腿粗壮；但跑步也可令小腿变得线条更美丽，马拉松运动员的小腿个个结实而细长，这其实都是跑步强度与跑步姿势所导致的。短跑需要小腿在短时间内大量使力，这会让小腿肌肉迅速增多；而长期、长距离慢跑却会使全身肌肉逐渐减少，小腿自然也不例外。

即使采取了正确的跑步姿势，在慢跑初期，女性也会感觉小腿在变粗，跑步时虽然需要运用全部腿肌才能将身体跃起，且主要是前大腿肌肉出力，但身体下落时难免会用到小腿肌肉。跑完步后，承受全身重力的小腿会疲惫、发硬，产生紧绷感，使人产生“变粗”的错觉。

拉伸动作，让小腿越跑越优美

为了避免出现“萝卜腿”，慢跑完后，进行一些拉伸运动，可使小腿紧绷的肌肉得到有效松弛与延展，从而越跑线条越优美。以下每个动作约 20 秒做一至两组，不需过度用力拉伸，只需拉伸部位有酸痛感即可。

单膝跪地：伸展股四头肌与髂腰肌

左腿大腿与小腿呈直角，右腿单膝跪地放于地面上，微微后移，随后用右手将右小腿拉向大腿，脚跟越靠近屁股，越可以伸展肌肉。完成后换左腿拉伸。

仰卧侧腿：伸展束脊肌与臀大肌

取仰卧姿势，将左腿跨越压于右腿上，使左腿膝关节呈 90°，同时用左手将左膝往地面压至极限。完成后换右腿压于左腿进行。

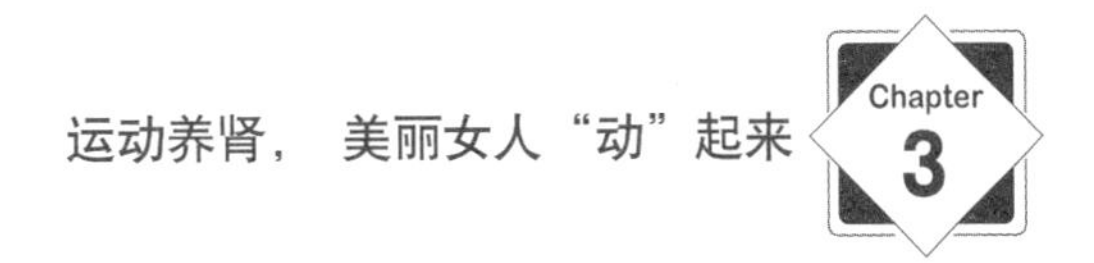

屈腿懒腰：伸展股四头肌

采取蹲位，双手放于身后不动，脚尖着地不动，脚跟离地，双膝并拢的同时带动臀部、上身尽量向前伸至极限，膝盖越靠近地面，伸展效果越好。

这些伸展可有效延伸肌肉长度，除可增进肌肉弹性外，更可缓和慢跑所带来的强度，使身体新陈代谢恢复正常，在避免“萝卜腿”出现的同时，又可减少运动后肾脏工作压力增大的问题。

Tips 若你已打算好长期坚持以慢跑来养肾助颜，那么，买一双专业的跑鞋来保护你的腿脚、几套好的运动内衣来固定你的胸部是非常必要的。否则，便极有可能造成关节受损、胸部下垂，使慢跑得不偿失。

食物是人体健康生存的基础，同时更是维系健康的关键。中医亦认为食物不仅可以为人们提供营养，更可以疗疾祛病。在护肾养颜时，若女性能对饮食方面多加注意，就可以达到“有病治病，无病养颜”的效果。

食疗养肾，美丽女人“吃”出来

调整饮食习惯，减少肾脏问题

很多女性肾虚都是因为不注意饮食习惯，依据以下内容调整饮食习惯，肾脏自然健康。

·多饮水，为肾脏提供动力

许多女性认为上厕所很麻烦，不喜饮水，殊不知，此举极伤肾。

●有损女性美丽：体内水分平衡对女性美丽有着决定性的作用，水分充足，女性如水肌肤才会有保障。

●加重肾脏负担：肾脏主要负责处理人体新陈代谢活动所产生的废物、体内积存的毒素，并通过泌尿系统将它们排出来。在肾脏进行这些活动时，需要足够的水分来辅助。体内水分不足，肾脏负担加重不说，体内废物、毒素也会渐渐积累增多，形成健康隐患。

●引发肾虚：持续、长期的水量摄入不足，不仅令肾脏空有能量而无处使，同时也会使五脏六腑因得不到滋养而出现各种问题，体内各个系统又相互影响，肾虚出现也就成为一种必然。

· 促进肾健康，从恰当饮水开始

如果按以下方式喝对水，肾脏将不必受饮水之累。

以体重为界，明确喝多少

水虽然对女性极为重要，但喝太多却有可能导致“水中毒”；每日所摄入的水量应以体重 80 千克为界：

◎体重在 80 千克以上者，每日需 3000 毫升水。

◎体重在 80 千克以下者，每日需 2000 毫升水。

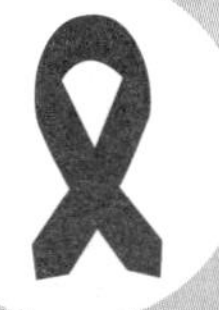

逆转肾关键

什么是“水中毒”？

肾脏有促进水分循环的作用，水中毒是指人体在短时间内摄入过多水分，超过了肾脏排泄速度（700 ~ 1000 毫升 / 小时）时引发的症状，以头晕眼花、虚弱无力、心跳加快、呕吐为典型症状，严重者会出现昏迷、痉挛，不及时处理可能危及生命。

多次、少量、慢饮

很多女性会认为，一天喝完2000毫升水是一个太大的目标，其实，将每日饮水量分为8～12次，每次小口小口饮用300毫升，不仅能够使水分慢慢进入身体，在不加重肾脏负担的同时，使水分被身体充分吸收，更有稳定情绪、平复压力的作用。

选对正确时间喝水非常重要

◎空腹时，水最易被人体吸收。

◎饭前饮水有抑制食欲的作用，可用于减肥。

◎水会稀释胃酸，妨碍消化，饮食过程中不可饮用太多水分。

◎睡前不可大量饮水，以避免频繁起来上厕所。

◎ 洗澡前、运动前后，喝一杯水，可有效避免脱水。

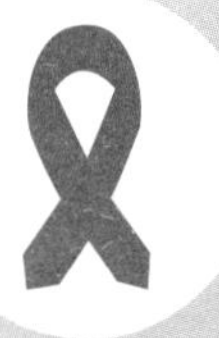

逆转肾关键

这些水会伤肾！

以下几种水因营养流失或已经受到污染，饮用会增加肾脏负担：

◎ 烧煮沸腾很久的水，或反复沸腾过的水。

◎ 装在保温瓶中已几天、不新鲜的温开水。

◎ 隔夜重新加热的开水。

◎ 蒸、煮过东西的水。

口不渴也喝几口

女性最好避免口渴后再饮水。口渴其实是身体缺水时发出的信号。成人对于口渴的敏感度远低于儿童，就算体内水分不足了，身体也不容易感觉到口渴，所以，很多成人都有水分不足的现象。女性应手边有水，不时拿起来喝上一小口，及时补充水分。

白天补充水分的最好时机		
时机	量 / 次	效果
空腹	250 ～ 400 毫升	水分吸收效果最佳
吃完点心	250 ～ 400 毫升	补充水分帮助糖分分解
运动后	800 毫升	补充因脱水而失去的水分
洗澡前后	800 毫升	补充因脱水而失去的水分
每过 30 分钟饮半杯水，是最佳的饮水节奏。		

· 少食盐，减少肾脏负担

长期摄入过多盐分，会使血管收缩，导致高血压，增加中风、心衰竭、冠心病的患病率，而且更易罹患肾病、肾衰竭。

增加肾脏负担

饮食中 90% 的盐分是由肾脏代谢掉的，摄入盐分过多，肾脏负担便被迫加重；再加上盐分中的钠会导致人体水分不易排出，又会进一步加重肾脏负担，从而导致肾脏功能减退。

导致骨质疏松

盐含有丰富的钠，是人体神经信息传递、肌肉收缩的重要元素，但过多的钠元素不仅增加肾脏负担，而且还会使钙质大量流失：肾脏每排泄 1000 毫克钠，大约会同时耗损 26 毫克钙。肾排出的钠越多，钙的消耗量便越大。长期如此，维持骨骼健全的钙质便会不足，导致骨质疏松症。

清淡饮食，正确食盐

想要减少盐分对肾脏造成的伤害，可以从“做菜少放盐”开始做起。

做菜少放盐

世界卫生组织认为，每人每日摄入食盐量应控制在 6 克以内，其中有 3 克可以从日常食物中直接获得，因此，食物调味时，盐量应保持在 3 ～ 5 克以内。

少食方便面

方便面不仅调味包中盐分含量极高，且面饼与蔬菜包或调味包中也多添加了盐分，偶尔吃一两次方便面并不会对身体健康造成严重伤害，但切忌长期食用。

多在家中做饭吃

为了追求美味，饭店的菜品往往会多用作料，盐用得多更是常事。尽量少的外出吃饭，在家中给自己做几道清淡的小菜，自然可以避免饭店的菜品造成的伤害。

此外，在选择食品时，最好阅读一下食品标签：含盐量在 0.25 克以内为健康食品，而含盐量在 1.25 克以上的食品则属于高盐分食品，应尽量少食。

· 减少酒精摄入，保持肾脏活力

长期饮酒会导致肾脏的损伤，有可能引发以下 3 种症状或疾病。

导致骨质疏松

长期过量饮用啤酒和蒸馏酒（即白酒），是导致骨质疏松症的原因之一。这两种酒虽然酒精浓度不同，但酒精中皆为乙醇。乙醇进入人体后，会与身体发生化学反应，抑制骨生长因子，导致骨质疏松症。骨为肾所主，骨之损伤与病变是伤肾的重要表现。

导致肾功能衰竭

酒精进入人体后，90% 会在肝脏代谢、分解，10% 会由肾脏与肺排除。酒精对肾的伤害虽不如对肝、心脏等器官的伤害明显，但上述各脏器的损害，皆可累及肾脏。

若已经罹患了肾脏方面的疾病，又常常大量饮酒，会使尿酸沉积，引发肾小管堵塞，造成肾脏衰竭。

引发妇科疾病

酗酒会造成女性体内性激素代谢异常，出现以月经稀少、月经周期延长或缩短为代表的月经不调，且正常的白带分泌也会受到影响。

护肾的同时，健康喝一杯

女性适当饮酒，可以活血热身、强健心血管系统，因此，掌握一些饮酒技巧，才能避免酒精伤害肾脏。

依据标准量饮酒

正常的健康饮酒量，每千克体重可承受 0.3 毫升纯酒精。以 50

千克的女性而言，是每次 15 毫升的纯酒精，相当于 300 毫升啤酒、120 千克葡萄酒、103 毫升白酒。

健康饮酒量＝千克体重 ×0.3（最终结果为毫升）。因此，每个人应首先了解自己的身体一次可负荷多少酒精量。体重越轻，可负荷的酒精量也就越少。且在每次饮酒后，最少在接下来的 24 小时内，不要再饮用任何酒品，避免引发身体不适。

经期前后莫饮酒

月经前后几天，女性受激素分泌影响，体内分解酶的活力下降，直接导致酒精代谢能力下降，这会使酒精不易被代谢出去，变成对身体有害的酸性物质。为清除这些酸性物质，肾脏就要不停地工作，长期如此，引发肾脏疾病的可能性也更大。

此外，经期由于不断流血，女性往往身体虚弱，各项机能变差，此时饮酒会加快血液循环，使月经量增多，痛经的可能性大大增加。所以，月经临近、月经期间，原则上应禁止饮酒。

酒后不饮茶

酒精进入人体后，会由肝脏在 2 ～ 4 小时内将其分解为水与二氧化碳排出体外，产生解酒作用。若酒后立即饮茶，会使酒中乙醛通过肾脏迅速排出体外，使肾脏直接受损，降低肾脏功能。同时，酒后过多饮茶，体内水分突然增多，也会增加肾脏负担。因此，酒后 4 小时内不可饮茶，最好选择食用一些如梨、西瓜类的水果。

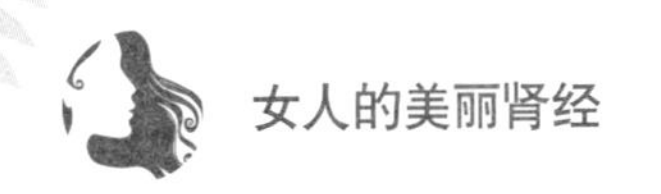

不可多种酒混饮

各种酒的成分、乙醇含量不同，互相混杂，很容易引发化学变化，饮用后不仅加重肾脏负担，且会导致易醉、醒后头痛等症。

· 告别嗜甜，拥有健康肾脏，更能恢复苗条身材

似乎女性天生嗜好甜品，巧克力、冰淇淋、各式蛋糕……虽然很多女性知道，这些食物吃多了会导致肥胖，但却鲜少有女性意识到，甜食不仅会影响身材，更会伤肾。

《黄帝内经》早已指出：“多食甘，则骨疼而发落。”食用甜食过多的女性，往往头发没有光泽，且易掉发，同时会出现腰膝酸软的症状。

那么，如何吃才能既保持身材，又保护肾脏呢？

空腹状态下，远离甜食

空腹状态下，糖分基本上不经过消化便会被立即吸收，而这也会导致体内血糖在短时间内快速升高，这会使肾脏、胃、胰脏等重要组织中的蛋白质立即产生反应，且受损，增加罹患慢性肾炎、慢性胃炎等慢性疾病的可能性。

以下 3 个时机是吃甜食的“良机”，嗜吃甜食的女性朋友们不妨试试看。

运动前

运动过程中需要消耗大量的体能，但运动前又不宜饱餐，此时，吃一些甜食，可有效满足人体的能量供应。

半饱时

半饱状态下，身体依然需要能量，此时吃些甜食，不仅能补充能量，同时也在不伤身的情况下解了嘴馋。

生病时

呕吐、腹泻时，喝一些加了少许盐的糖水，对肠胃功能恢复大有好处。此外，糖尿病患者出现低血糖症状时，可少量喝几口糖水，吃几口小甜品，便可度过危机。

选择正确的甜食

巧克力、蛋糕一类经过了精加工的甜食不仅能量高，且糖分高，常吃对肾脏健康有损。平日里，若实在爱吃甜食，可选择正确的甜食。

选择天然的甜味

想吃甜时，选择食用如葡萄、苹果、石榴一类的甜味，不仅可以满足女性对甜食的欲望，水果中的低聚果糖等糖类，更能促进肠道内有益菌的成长，使肠道健康，促进身体排毒，减少肾脏负担。

选择糖醇类甜味剂加工食品

比如添加了木糖醇的口香糖，它的能量更低，引发的血糖反应也会更低，但需要注意，此类食物同样要少食，否则会引发腹泻。

选择粗加工的糖类

想喝糖水时，选择红糖吧！粗加工的糖类不仅含糖量更低，营养也比白糖更丰富。

食甜不可咀嚼太久

咀嚼太久、太细，不仅会使甜食的糖分在体内更快被消化吸收，造成肾脏在短时间内负担增大，同时还会使糖在口腔内发酵产生酸性物质，使牙齿老化，且咀嚼时间越长，老化程度越高，这也是吃完甜食后要用清水漱口的原因。

三餐吃得好，肾脏没烦恼

食物是肾脏能量的主要来源，想要养好肾脏，最重要的就是要管好自己的一日三餐，从身边的天然食物入手，让身体充分地摄入各类营养素。

· 早餐吃好，唤醒肾脏活力

很多女性为了减肥而习惯不吃早餐，但事实上，早餐对女性养肾乃至身体健康都非常重要。

◎早餐能保证充沛的体力与精神。

◎早餐供给身体的热量占据了全天总热量的30%～40%，而这一热量主要靠主食来供应。

◎早餐是一天中最不会变成脂肪的一餐。

鉴于早餐的重要，每天吃对早餐，对肾脏健康非常重要。

营养早餐，从做好准备开始

早上起床以后并不适合立即吃早餐，而是要适当地做一些准备活动。

餐前做哪些准备

人体在经过了长达8小时的睡眠后，大量水分、营养被消耗，早晨起床后，身体处于生理性缺水状态，因此，起床后，最好喝250毫升温白开水，以补充水分唤醒肾、胃、肠道等器官。然后，在活动20～30分钟后，使身体各器官完全清醒，再吃早餐。

什么时候吃早餐

晚餐吃得太晚会累及消化器官：人在睡眠状态中，绝大部分器官都在充分休息，而消化器官却依然在消化、吸收停留于肠胃中的食物，直至凌晨才渐入休息状态。早餐吃太早，势必会使肠胃休息不足，导致消化系统处于疲惫状态。因此：

◎若前一晚食用晚餐的时间在傍晚6点左右，则可在早上6点至6点半间进食早餐。

◎若前一晚食用晚餐的时间超过了晚上8点，则可在早上7点半至8点半间进食早餐。

早餐吃多少

早餐吃太多易导致肥胖问题，吃得太少则身体极有可能无法获得充足能量；而不吃早餐更是坏处多多。美国哈佛大学公共卫生学院指出，少吃一顿饭，会对身体造成额外负担，增加罹患肾病、感冒、糖尿病等疾病的概率。

一份发表在美国《营养学》期刊上的研究指出，一份 1.25 千焦热量的早餐有唤醒身体、补充能量的作用，而这相当于一碗蜂蜜麦片粥或是一碗牛奶麦片粥，或是一片全麦吐司加一个鸡蛋。

· 早餐搭配，遵循“一、二、一”原则

既养肾又养颜的早餐是按“一份水果、二份蔬菜、一份米饭”来搭配的。

先吃一份水果

水果是拥有独特糖分与丰富维生素、纤维素的碳水化合物，早上先食水果是因空腹状态下，可避免水果与其他食物混在一起后，变成影响消化吸收、造成胀气与胃酸的酸性物质。

早上空腹状态下，可食一份“当地、当季”的苹果、葡萄等水果，5 分钟后，再吃其他早餐。

水果烫一下再吃

中医认为，夜间寒气使全身肌肉处于收缩状态下，而早上包括肾脏在内的各器官才刚刚自睡眠状态苏醒，此时若吃如水果类冰冷食物，会使肾、胃等器官出现收缩、血流不顺的现象，导致肠胃吸收不佳，进而减少肾阳，造成身体免疫力下降。

因此，水果在食用以前，最好用热水先烫一下，一来消毒，二来起加热作用。在水果的选择上，尽量避免香瓜、西瓜、梨、柚子等寒凉性水果。

Tips 有些水果不可早上空腹食用。

●西红柿：西红柿含有大量如果胶、柿胶酚等物质，这些物质在遇到胃酸后，会凝结成不易溶解的块状物，甚至有可能将胃的出口幽门堵塞，令胃内压力升高，导致胃胀、胃痛。

●柿子：柿子同样含有柿胶酚、果胶，更有鞣酸、鞣红素等物质，这使它的收敛作用极强。在空腹状态下食用，一旦遇到较强的胃酸，便会形成难以溶解的硬块。小硬块可能会随粪便排出，但大硬块很可能会导致“胃柿结石症”。

●香蕉：香蕉含有大量的镁元素，空腹食用会使血液中镁含量骤然升高，而镁元素一旦过量，便会对心血管形成抑制作用。

●甘蔗、鲜荔枝：此两种水果含有过高糖分，空腹食用很容易造成体内糖分突然升高，引发“高渗性昏迷”。

●山楂：山楂味酸，可行气消食，若空腹食用，不仅空耗肾气，且会增加饥饿感。

再吃两份蔬菜

蔬菜为碱性，摄入两份，才容易使体内处于酸碱平衡的状态。

所有食物在体内的分解与吸收都要靠酶来完成，而几乎所有的蔬菜、水果都含有大量的酶，但酶在超过54℃下会被破坏，因此，早餐中最好选择一道可生食的蔬菜。

早餐，可选择以下四类蔬菜	
根类蔬菜	马铃薯、甘薯、山药、芋头、洋葱、萝卜、莲藕、大蒜
茎类蔬菜	莴笋、茭白笋、竹笋、香椿、姜、荸荠
花类蔬菜	金针菜、朝鲜蓟、花椰菜、紫菜薹（红菜）、芥蓝
果类蔬菜	丝瓜、冬瓜、南瓜、栉瓜、茄子

那么，哪些蔬菜能生食？能生食的蔬菜多有脆嫩口感与甘甜滋味，且加热会破坏其养分与口感，如萝卜、黄瓜、生菜等。这类蔬菜，通常只需洗净后直接调味拌匀食用，也可自制新鲜蔬菜汁饮用。不过，生食时，最好选择无公害的有机、绿色蔬菜。

最后吃一份米饭

在吃米饭时，可选择吃一份蒸熟的白米，可在米内加入黑米、红豆、薏仁等五谷，也可以选择喝一份米粥。

· 午餐吃饱，为肾脏提供动力

由于午餐的进食时间是中午，它有承上启下，对人一天中的体力、脑力进行补充的重要作用。因此，女性必须要正视午餐。

四条原则，让午餐成为肾脏健康保障

因忙于工作，大部分女性都会匆忙应付午餐。肾脏自我调节能力很强，一两餐吃不好并不能看出什么问题，但长期如此，势必营养不足、气血不畅，肾虚必然形成。看似简单的午餐，其实更应遵循健康饮食的原则。

少食快餐类食物

快餐虽然能够让女性少受厨房的烟熏火燎，但相比于它所带来的坏处而言，它便捷的好处便显得微不足道了：

◎常吃快餐，会使女性生殖系统出现肿瘤、引发心血管系统疾病的概率大大增高。

◎快餐中不均衡的搭配，会导致体内毒素堆积，使肾脏工作负担过重。

◎快餐中往往含有过多的饱和脂肪，它们会刺激雌激素分泌过度，而饱和脂肪中类固醇也会透过体内作用转变成雌激素，雌激素过多会引发乳腺癌。

此外，咖啡与酒也会刺激肾脏分泌过多类乳素，此类食物不仅会加重肾脏负担，伤及肾脏内分泌功能，同时也会增加内分泌失调的可能性，最好少食。

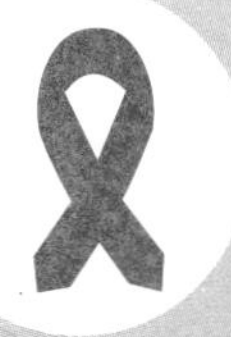

逆转肾关键

一日三餐，怎么安排？

◎能量

早餐占全天总能量的 30% ～ 40%；午餐占全天总能量的 30% ～ 40%；晚餐占全天总能量的 25% ～ 30%。能量部分可根据个人职业、劳动强度与生活习惯进行调整。

◎进餐时间

一般情况下：早餐应安排在 6 点半至 8 点半之间；午餐应安排在 11 点半至下午 1 点半之间；晚餐应安排在下午 5 点至 8 点之间进行为宜。合理分配三餐，应以“早吃好，中吃饱，晚吃少”为基本原则。

定时吃

规律的营养供给会使肾脏获得充足的能量，一般每天中午 11 点至下午 1 点之间为正常的午餐时间，但必须每日中午同一时间食午餐，以适应肾脏正常功能的发挥与调节。

只吃八分饱

用餐以后，身体中的血液会集中到胃部来帮助消化吸收，在此期间，大脑往往处于缺氧、缺血状态。很多上班族并没有充足的时间来休息，若吃得过饱，便会延长大脑处于缺血、缺氧状态的时间，从而降低下午的工作效率。

专心吃

一味地吃饭求速度，不仅营养无法被吸收，还会减缓肠胃对食物营养的消化与吸收，影响下午的工作效率，更会加快女性发胖的速度。

因此，午餐应离开办公位，在安静的环境中细嚼慢咽，万不可一边与同事聊工作一边吃饭，更不能一边盯着计算机一边快速吃午餐。在安静的环境中放缓吃饭的速度，才会有利于人体对食物的消化、对营养的吸收。

三大标准定义“完美午餐”

美国曾有营养学家指出，完美的午餐需要达到以下 3 个标准。

有优质的蛋白质

午餐摄入一定量的蛋白质，可使人整个下午都精力充沛。等量的蛋白质食物比等量的碳水化合物、脂肪更能让人长时间有饱腹感。优质蛋白质来源：坚果、豆腐、煮鸡蛋等。

有粗粮

与精制食物相比，玉米、高粱、荞麦等谷类和黄豆、红豆、绿豆等豆类，不仅富含碳水化合物，而且含有更多的纤维素、微量元素与植物营养素。午餐可加粗粮：全麦面包、糙米饭等。

有一定量的水果与蔬菜

午餐中增加果蔬，能够全面营养，蔬果含有人体必需的多种微量元素、维生素、抗击疾病的植物化学物质以及大量的纤维素。

◎午餐可选蔬菜：洋葱、胡萝卜、芹菜、黄瓜等。

◎午餐可选水果：苹果、香蕉、蓝莓等。

当你为自己依据以上 3 大标准准备好了午餐以后，记得细细品尝、从容享受，以平和而愉快的心情来享受食物带来的快乐，如此

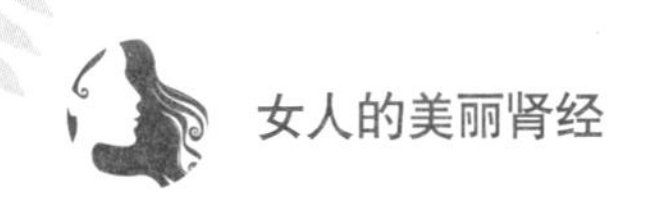

一来，就能让包括肾脏在内的全身器官积极地参与到汲取营养的过程中去。

自带午餐，注意四点

食品安全问题的日益严重，使很多上班族女性开始自带午餐来保证营养安全，若能在自带午餐的过程中注意以下几点，便能在保护肾脏健康的基础上，吃得更安全。

早上现做

带餐菜肴最好早上现做，前一晚提前做好有可能滋生细菌，且会造成营养成分流失。

不要带绿叶蔬菜

绿叶蔬菜在密封环境中置放两小时以上后，不仅外观与颜色会变差，还会生成有损肾脏健康、毒性较大的亚硝酸盐。若担心因少食绿叶蔬菜而影响营养均衡，可多带一份水果来补充营养。相比之下，薯类、菌类、海藻类不仅不易变色、耐存放，且不会生成亚硝酸盐，营养成分又多，非常适合做成带餐菜肴。

主食与菜肴分开放

饭菜混合会更利于细菌的生长繁殖。

最好有冷藏或加热设备

办公室若有冰箱或微波炉，可以先放入冰箱中冷藏，并在食用前加热。冷掉的食物会损伤肾阳，而适当加热却可在保护肾阳的基础上有效保鲜杀菌。

若两样都没有，就需要购买一个保温性能较好的饭盒，此类饭盒因为密封性好，一般也不至于引发食物变质。

此外，做带餐时，菜肴应彻底炒熟或是直接炖煮，以彻底杀菌。

下述食谱中，既有上班族可以外带的便捷午餐，更有可供一家享用的营养午餐。

一周营养午餐食谱			
日期	主食	菜单	汤
星期一	米饭	烧豆腐，西红柿炒鸡蛋，凉拌黄瓜	海菜汤
星期二	白面制品（花卷、馒头）	干丝，胡萝卜粉条，花生芹菜	西红柿蛋花汤
星期三	面条	烧菜花，清炒莲藕，酱烧茄子	紫菜葱花汤
星期四	红豆饭	蒜蓉小白菜，清炒白萝卜丝	银耳汤
星期五	水饺	炒香菇，蒜泥海带丝，炸素丸子	玉米粥
星期六	炒面	清炒冬瓜，豆腐炒莴笋，凉拌豆腐皮	香菇豆腐汤
星期日	烙饼	炒素三鲜，木耳炒白菜，手撕包菜	西红柿木耳汤

·晚餐吃少，减少肾脏负担

科学研究证实，晚餐不当往往会诱发如高血压、慢性肾炎等多种疾病，而一顿健康合理的晚餐标准是：临睡前没有饱胀感，第二天起床没有饥饿感。

早、少、淡，使晚餐护驾肾脏保养

很多女性由于白天忙碌，晚上会给自己安排一顿丰盛的晚餐，但晚餐早、少、淡，方能实现养护肾脏的目的。

●早：晚餐时间最好距离睡觉时间 3 ～ 4 个小时。钙进入人体后往往仅有少量被身体吸收利用，多余的钙则在晚餐 4 ～ 5 小时后被泌尿系统排出。

若晚餐过晚，排钙高峰时段来时，人已上床睡觉，无法及时排出的尿液会留在以尿道、膀胱为代表的尿路中，无法及时排出体外，不仅增加肾脏负担，而且长久如此还会形成钙结石。因此，睡前排一次尿再睡觉最好。

●少：晚间较费力的活动往往较少，若晚餐吃得过多，会使大脑因肠道刺激而不断的紧张工作，除引发失眠，还会使肾脏在该休息的时候，依然在不断地排出因多吃而堆积的毒素，增加肾脏负担。

若长期晚餐吃得过多，还会使肾脏内分泌调节功能失调，导致身体分泌过多甲状旁腺激素，而该激素过多是引发骨质疏松的关键原因。

在一天热量中，若按十分制来算，早餐是四分，午餐是四分，晚餐是两分，才最能养肾、护肾。

●淡：晚餐时食用大量如蛋、奶类的高蛋白食物，会使尿中钙质增加，除引发之前提到的钙结石问题外，还极有可能因摄入蛋白质过多，而导致蛋白质在肠道中滞留变质，产生氨、硫化氢等有毒物质，在增加肾脏负担的同时，刺激肠壁，增加患癌概率。

晚餐过于丰盛、油腻，会使血脂升高，而血脂升高是慢性肾病发病的重要刺激因素。因此，晚餐应以富含碳水化合物的食物为主。

养颜护肾，晚餐远离四类食物

除牛奶类高钙食物之外，以下食物放在晚餐中吃，不仅伤肾，更有摧残容颜的危险。

辛辣类食物

早上吃姜、辣椒等辛辣类食物有益，但晚间吃，便会因这些食物内的挥发油、姜辣素等物质而加速血液循环，使肾与血液系统在本该休息的时段变得过分活跃；且辛辣类食物性热，会兴肾阳，而夜晚属阴，是滋养阴液的最佳时机，晚间食姜则会使阴液受灼，导致女性阴虚。

油腻食物

油炸类食物、富含胆固醇类食物放在晚餐食用，会使肾脏、肠、胃等器官负担加重，在增加罹患高血压概概率的同时，还会导致肾脏受损，增加肥胖概率。

胀气食物

豆类、薯类、香蕉、洋葱等，都会在消化过程中产生大量的气体而引发胀气，过度的腹胀不仅会使肠胃有不适感，也会影响睡眠，使肾脏在晚间得不到休息。

酒与咖啡类

晚餐喝酒、喝咖啡不仅会加重肾脏负担，而且过多的酒精、咖啡因会在夜间阻碍陈新代谢，在两者刺激下，身体得不到休息，肾脏等器官也会处于疲惫状态。

饮食有方，让夜晚成养肾好时机

想要在夜间为肾脏提供充分营养的同时，使肾脏又能够得到充分休息，最好在搭配有节的基础上，做到晚餐有主食，有效补充胆碱。

晚餐主食不可少

主食的主要作用是补充身体能量。当结束一天的工作后，精力往往完全被消耗，包括肾脏在内的各个器官极需能量，否则动力便会不足。因此，晚餐必须要吃主食。不过，晚餐主食可以以粥类稀食为主。

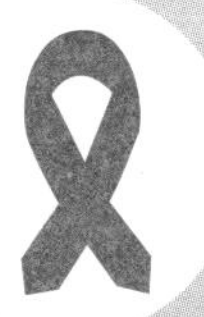

逆转肾关键

晚餐不同粥，养肾又养颜

粥被中医称为“人间第一补品”，不仅有利于消化吸收，而且可以美容、养肾。

不同季节，可以喝不同的粥

炎炎夏日，可选绿豆粥，护肾促排毒，养颜又解暑；冬日喝红豆粥，养胃气，强肾气，通血气。

不同人也可选不同粥

中老年女性可喝些有补肾、强身作用的山药粥；睡眠质量不佳的女性可在粥中加些有助眠作用的红枣或白莲。

长期高强度用脑女性应补充胆碱

胆碱是一种特殊的维生素B，广泛存在于人体之中，肾上腺细胞、脑部中的含量尤其多。其主要作用如下。

◎提升记忆力，保证大脑与各脏器组织信息传递的正确性。

◎促进体内多余脂肪代谢，预防脂肪的异常积聚。

◎提升肾脏机能，帮助人体排除毒素与药物残留。

◎降低血清内的胆固醇含量，减少高血压发生概率。

一旦体内胆碱减少，肾脏功能也会跟着变弱。晚上是补充胆碱的好时机，因此，女性应选择在晚间进食一些如蛋类、绿叶蔬菜、麦芽、黄豆、花生等富含胆碱的食物。

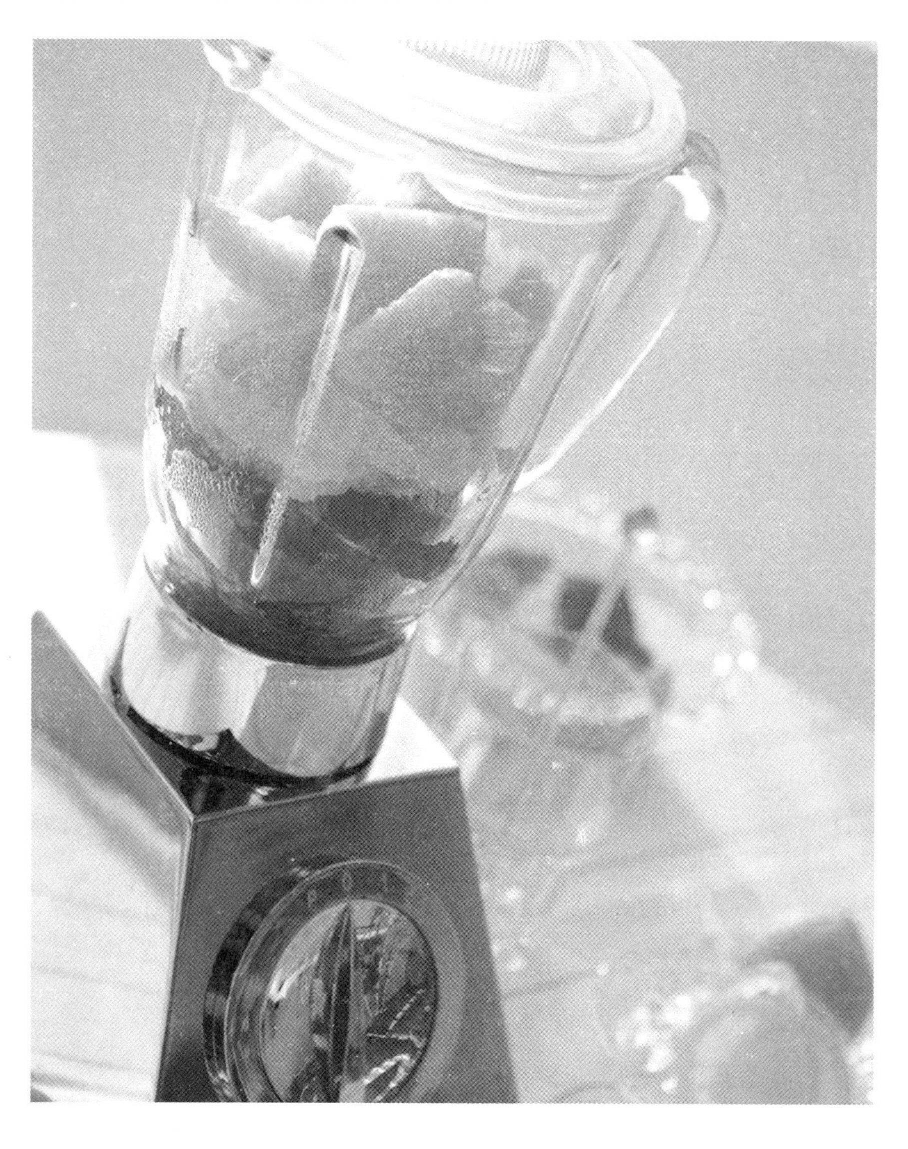

肾食·慎食：养肾、补肾好食趣

·肾精充沛——芝麻核桃粥

对女性而言，若想在补肾的同时养颜，不如在空闲时为自己做一道芝麻核桃粥。这道粥品不仅可以补润肾脏、温固肾精，更是美容佳品，常吃可有滋养皮肤、改善气血的效果。

●材料

黑芝麻 20 克，核桃仁 20 克，红枣 3 枚，米 30 克（1 人份）。

●做法

① 提前两小时准备，红枣、核桃仁用水冲洗干净，黑芝麻冲洗 4～5 次，将核桃仁、黑芝麻晾干，红枣去核后放置一边待用。

②在炒锅内将核桃仁用小火炒至表面变成金黄色，把表层薄皮磨掉，然后与晾干的黑芝麻一起捣成小碎块。

③将米洗净后添加适量的水，中火熬粥，煮好后，将红枣放入，再小火煮 10 分钟。

④放入核桃仁、黑芝麻小块，小火煮 5 分钟，煮制时以汤匙慢慢搅匀，即可盛出食用。若图便捷，平日就可多备些黑芝麻、核桃仁，

以食物研磨机打成粉状或小块状放入冰箱内，约可存放 5 天。

补肾养颜食材

黑芝麻

黑芝麻补肾的作用在中医中被反复提及：《本经》称芝麻“主伤中虚羸，补五内，益气力，长肌肉，填脑髓”。《本草备要》称芝麻“明耳目，乌须发，利大小肠，逐风湿气”。

现代中药学认为，黑芝麻味甘性平，有滋补肾脏、养血生发、补益精血的作用，女性常食，不仅可补肾虚，同时对养护头发、改善便秘、畅通气血等症有极佳效果。但芝麻有通便润肠的作用，大便溏泄者不可食用，高脂血症患者也应少食。

核桃

核桃素有“长寿果”“万岁子”之美誉，中医认为核桃味甘性平，温养入肾，可补肾虚，有固精强腰的作用。

对一部分因肾气不足而华发早生者来说，核桃也常常被用于巩固肾气，以减缓黑发变白；对女性而言，核桃不仅可以补虚强体，更能养护肌肤。

核桃仁中含油丰富，其本身有较高能量，一日食用量不可超过 20 克。鲜核桃仁中的氨基酸、蛋白质等营养成分远高于干核桃仁，在光照充足、通风等干燥条件下，干核桃仁中营养流失极多，因此应尽量选鲜核桃仁。

红枣

草药典籍《本经》记载：红枣味甘性温，可补中益气、养血安神。《名医别录》也明确指出，红枣能够补肾气，“坚筋骨、助阴气”，气虚肾亏的女性常食红枣，可有效补肾养颜。

红枣不适合体质燥热、大便干结的女性，且其表皮坚硬，难以消化，食用时应充分咀嚼，否则不利于身体吸收其中的营养物质。

· 稳固肾精——五黑固肾粥

肾藏精，黑色入肾，忙完一整天后，以五黑固肾粥当晚餐，细细品味，不仅可以稳固肾精，更可通气血、养容颜，让女性变得更有精神。

●材料

黑米100克，黑豆15克，黑芝麻15克，黑枣20克，香菇10克（1人份）

●做法

①将上述五项黑色食材清洗干净，香菇浸泡半小时后，搁置待用。

②将香菇剁成如米粒大小的小块，搁置待用。

③ 在锅中放入适量水，放入洗好的黑米、黑豆后，大火煮至水开，转小火慢熬1小时。

④ 1小时后，将黑枣放入，熬5分钟后，再加入黑芝麻、香菇。10分钟后，即可盛出食用。

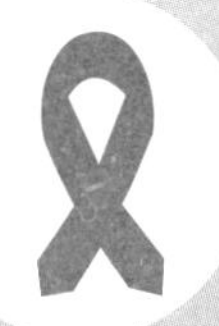

逆转肾关键

什么是黑色食物？为何黑色食物补肾？

含有天然黑色素，而导致外皮或内里色泽呈深褐色、乌黑的食品；黑芝麻、黑米、黑豆、黑枣、黑木耳等，都属于黑色食品。中医有“五色补五脏”之说，黑色食物入肾经，被称为“补肾益气固精好助手”。

补肾养颜食材

黑米

黑米素有“米中黑珍珠”之称，中医认为它有“滋阴补肾、明目活血”“滑湿益精，补肺缓筋”的功效，长期食用，对因肾虚而导致的头晕目眩、贫血白发、腰膝酸软有奇效。

黑豆

黑豆形似肾脏，且味甘性平，因此被称为“肾之谷”。中医认为其属滋补佳品，有养阴补气、活血明目、延缓衰老、乌须发等功效。《名医别录》载：“久食，好颜色，变白不老。”

黑枣

相比于红枣，黑枣养血补气作用更强，且因其性温味甘，常常被中医用于滋补肝肾、润燥生津。

注意事项

◎黑枣含有大量果胶、鞣酸，不可空腹食用，否则与胃酸结合后，会形成不利于消化的硬块，且其性寒，脾胃不好者不可多吃。

香菇

香菇晾晒干后，颜色会变黑，中医认为，干的香菇可以入肾经，有益气养肾之功效。

· 美丽白领女性的补肾佳饮——枸杞红枣茶

气血双虚的女性，往往会脸色苍白，全身无力，月经不调等。若选择以熬制中药来治疗的话，往往费时费力。对白领女性而言，可高效率补气血且能随时饮用的茶品是最好的。气血双补茶便是这样一种省时、省力又可调气养血的佳饮。

●材料

红枣 5 枚，枸杞 25 克。

●做法

①将红枣洗净去核，将枸杞洗净、晾干，装入干净的小盒子中。

②到办公室后，以半杯热水将红枣、枸杞泡上 20 ～ 30 分钟，使其药性得以充分释出。

③将水倒掉，留红枣、枸杞在杯中，加满水后，盖上杯盖。

④待 20 分钟左右即可饮用，泡过两三次水后，将红枣、枸杞一起食下。

注意事项

◎茶饮材料最好在前一晚洗净晾晒，第二天早上再装盒，以求保持最大新鲜度。

◎因办公室不具备煮制条件，最好备一个保温杯，让药性能够充分释出。同时，以保温杯泡茶时，必须要盖上杯盖，浸泡半小时，使茶品中的药效充分浸润发挥出来。

◎因枸杞温热作用明显，所以正患炎症、感冒发烧、腹泻者不可食用。此外，枸杞有兴奋神经作用，性亢奋者也不宜服用。

◎枸杞与红枣皆为糖分较高的食材，糖尿病者不可饮用。

◎枸杞活血，孕妇与经期妇女禁用。

◎若在家中饮用，可直接在洗净、浸泡以后，以大火煮沸，再用小火煮 10 分钟即可。

补肾养颜食材

枸杞

枸杞的养生作用早被中医认可，常食枸杞可“坚筋骨、轻身不老、耐寒暑”，更可滋补肾气、养血益精、明目强身，因此，中医常将其当成滋补调养、抗衰老的良药。现代中医学更是证实，枸杞可提升皮肤吸收氧分能力，有紧肤美白的作用。

除以红枣、枸杞为主料的补气益血茶饮外，可供白领女性选择的气血双补茶还有以桂圆、黄芪为主料的茶饮。

·补气又补血——桂圆黄芪茶

桂圆黄芪茶是由清代流传下来的女性气血茶，两者搭配，不仅可养肾调气血，更具有温暖子宫的作用。若饮茶时可配合吃些同样有通气益血作用的杏仁、花生等坚果类食品，效果更佳。

●材料

干桂圆5颗，黄芪8克。

●做法

①取干桂圆、黄芪洗净，放置小盒子中。

②到办公室后，将黄芪浸泡10分钟后，将水倒掉。

③以保温杯将桂圆、黄芪泡水，浸泡10分钟后即可饮用。

注意事项

◎桂圆、黄芪皆可食用，但有些女性不喜黄芪味道，可选择不食。

◎桂圆性温、助火，而中医主张“胎前宜凉”，因此，孕妇不可用。

◎此茶主活血益气，肾阴虚内热者，或是气滞湿阻、食积停滞、痔疮初起者不可饮此茶。

补肾养颜食材

桂圆

桂圆性温味甘，可补气血，强肾润心，《本草纲目》有语：“食品以荔枝为贵，而资益则龙眼为良。”对气血不足引发的健忘、眩晕、失眠等症有佳效，特别是对于劳心之人，因耗伤心脾气血，饮用后调气血作用更为有效。现代药理学也证实，桂圆对子宫癌细胞抑制率超过90%，在妇科肿瘤好发的更年期，适当食些更是有利于健康。

黄芪

黄芪味甘，性微温，中医认为其归肾经，且有益气固表、利水消肿之功效。对于气虚乏力、精神不振有较好疗效。

容貌枯憔，羊乳配菜入肾经

若肾虚的女性发现最近自己有些容颜憔悴、精神萎靡，则证明肾虚症状已经加重！如何在短时间内快速补肾，恢复容光焕发？选择羊乳来配菜是不错的选择。

· 羊乳，奶中之王

国际营养学界将羊乳称为“奶中之王”，其脂肪颗粒体积仅为牛奶的三分之一，且维生素与微量元素的含量远高于牛奶。基本上，羊乳的好处主要有以下 3 点。

易于人体吸收的营养成分多

羊乳中含有以下微量元素：

◎丰富的核酸、核苷酸，能增强身体机能。

◎丰富的磷脂、DNA、胆碱对脑力工作者、学生有极佳的补脑作用。

◎钾、镁，可有效控制血压。

◎乳蛋白质凝块细软，乳化状态极佳，可供身体直接吸收利用。

◎钙、磷含量极高，对于成长期、孕期、哺乳期女性极有好处。

不易上火，不易发胖

羊乳味甘性温，入肾经，有滋阴补肾之功，不仅可改善因肾虚导致的夜尿频繁，且即使长期饮用，也不会上火、燥热。由于其脂肪球仅有牛奶的三分之一，所以即使多饮，人体消化吸收以后，也不会出现脂肪堆积。

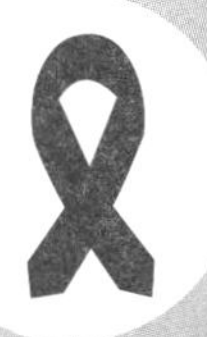

逆转肾关键

羊乳虽好，并非人人适宜

羊乳适合于因营养不良、虚劳过度引发的羸弱，对慢性肾炎患者来说也是理想食品之一，更是长期肾虚者的上好补品。

不过，罹患急性肾炎或肾功能衰竭者不适于饮用羊乳，以免加重肾脏负担。

还有，喝羊乳容易胀气，慢性肠炎患者不宜喝，腹部手术后一两天内也不宜喝，以避免因胀气影响伤口愈合。

养颜美容

羊乳含有上皮细胞生长因子，这是一种可延缓皮肤衰老、祛除皱纹、预防色斑的特别物质，可使皮肤光泽、细嫩且有弹性。

羊乳有如此多的好处，也因此被中医频繁用于女性美容养肾的药方之中。

羊乳配菜，美容又护肾

单喝羊乳对身体极佳，羊乳与其他有补肾美容作用的菜品搭配时，效果更可增倍。

· 羊乳山药羹

羊乳山药羹透过煮、蒸两道程序，可将羊乳与山药养肾益肤的作用发挥到最大。

●材料

山药 30 克，羊奶 300 毫升，白砂糖 3 克。

●做法

①山药洗净后去皮，磨成泥。

②锅中加水，大火煮沸后，将山药泥放入蒸笼中，以小火将山药蒸熟，熟后放在锅内不动，备用。

③另取牛奶锅，以大火将羊乳煮沸。

④将山药泥端出，热羊乳倒入山药泥中，加白砂糖调匀后即可食用。

补肾养颜食材

山药

山药味甘性平，入肾经，中医认为其有固肾益精、安神益寿之功效，对因肾虚引发的白带浑浊、皮肤红肿、肥胖、肾气亏损导致的倦怠无力有较好疗效。

现代药理学证实，山药内含有大量黏液蛋白，可有效阻止血脂在血管壁沉淀；该种蛋白在预防心血疾病的同时，还同时有养颜的作用。新鲜山药切开时有黏液，易滑伤手，在清洗时加入少许醋，可有效减少黏液。山药皮易导致过敏，最好戴手套进行削皮处理，否则手摸到的地方都会奇痒无比。

· 羊奶冰糖蛋花汤

此汤不仅有补肾虚之作用，更有补血、调胃养身之功效。

●材料

羊奶 300 克，鸡蛋两枚，冰糖 5 克。

●做法

① 牛奶锅中倒入 100 毫升水，将冰糖煮溶后，再倒入羊奶煮沸。

②将鸡蛋敲入碗中，搅拌以后，缓缓倒入锅中，搅拌均匀煮沸，即可盛出食用。

补肾养颜食材

鸡蛋

利用鸡蛋来补肾在中医历史上由来已久，鸡蛋味甘性平，有养血补虚、滋阴润燥之功，中医认为它可入肾填精，为身体提供有效的能量补给，对恢复因疲劳过度导致的容颜憔悴有较好效果。与有滋养效果的冰糖搭配，更可润燥养血。

女人私房小吃，养肾又美颜

忙碌一整天后，做两道能够养肾又美容的私房小吃慰劳一下自己，既愉悦了心情，又享了口福，一举两得呢！

· 糯米板栗饭团

多食糯米板栗饭团，不仅可以活血理气、强健肾脏，同时还可促进血液循环，使肤色美丽红润。

●材料

糯米500克，牛奶200克，去壳生板栗20克，白砂糖5克。

●做法

①提前一晚，将糯米用水浸泡12～24小时。

②将生板栗洗净后，用开水烫一下，切成小丁搁置备用。

③将糯米放在盆型小容器内，加入牛奶后再加适量水，上锅用大火蒸。

④糯米蒸好后加入白砂糖搅拌均匀，晾半小时，以汤匙轻轻捣烂，使之变黏。

⑤戴上一次性塑料手套，将糯米中间放上板栗后捏成团状，摆入盘中食用。

补肾养颜食材

糯米

糯米味甘性温，拥有补中益气、养肾健胃之功，日常多食用，对于解体内毒素、安神补血有奇效，更可治疗因肾虚引发的气虚自汗。

生板栗

熟吃板栗味道好，但生吃板栗却有更强的强身效果。唐代医药学家孙思邈认为，板栗是“肾之果也，肾病宜食之”，且要“生食之”。生食板栗可治疗因肾阳不足导致的华发早生、容颜早衰，而在年轻时多食生板栗，更可预防肾阳不足引发的诸多症状。

· 蜜汁苹果盅

此菜不仅有苹果的香甜可口、百合的清香与滋润，更有可补肾的覆盆子与桑葚，美容养颜同时兼顾，忙碌后当小吃或夜宵最好不过。

●材料

大苹果两个，百合 100 克，覆盆子 50 克，桑葚 50 克，蜂蜜 50 毫升。

●做法

①用小刀在苹果把处挖去一圆块，放置一边做盖子，再从剩余

的苹果顶部向下挖去核，并挖空果肉为盅，果肉放置一边备用。

②百合、覆盆子、桑葚洗净后备用。

③将果肉、百合、覆盆子、桑葚以蜂蜜搅拌均匀后，分别放入两个苹果盅内，并盖上果盖。

④锅内添水，将苹果盅放入蒸笼以大火蒸 10 分钟后，取出放入碟中，待稍凉后即可食用。

注意事项

◎虽然蜜汁苹果补肾盅中蜂蜜用量不多，但若想晚间食用，最好少放一半蜂蜜，糖尿病患者晚间最好另选他菜。

补肾养颜食材

覆盆子、桑葚

覆盆子与桑葚被称为中药补肾中的“梁山伯与祝英台”：覆盆子以补肾阳为主，桑葚以补肾阴为主，两者皆可补肾益气、滋养肾脏，且两者皆可改善皮肤血液供应，营养肌肤，令皮肤变得更加白嫩，更可使秀发变得更黑。常食之，可显著提升人体免疫力，在延缓衰老的基础上，更有美容养颜的特殊作用。

蜂蜜

因其天然，蜂蜜被中医视为“药中上品”，《本草纲目》记载“蜂蜜其入药之功有五：清热、补中、解毒、润燥、止痛”。现代医学证实，蜂蜜可养肾脏，调整内分泌，更能滋润肌肤，延缓衰老。

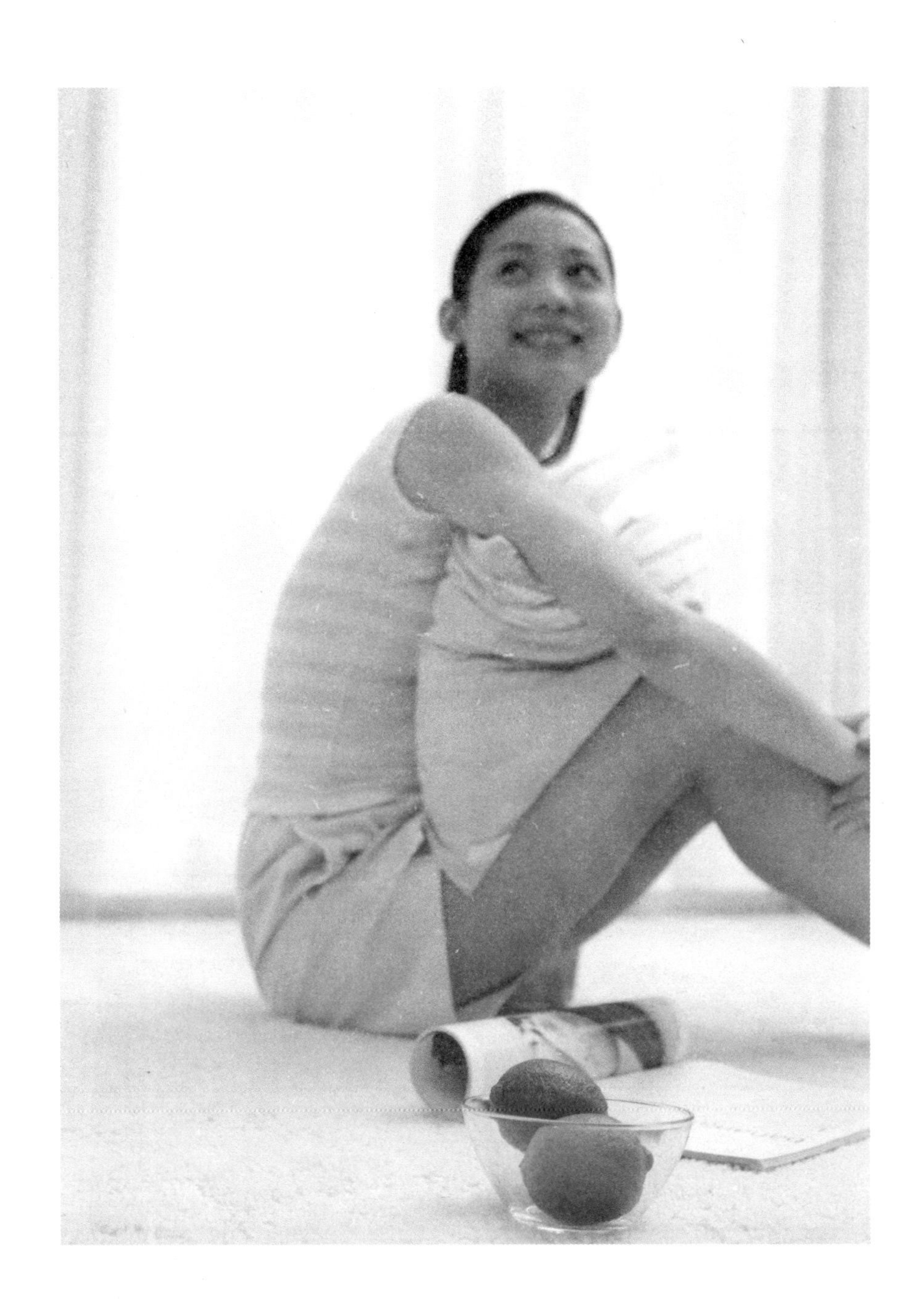

虽然有些女性会先知先觉地意识到补肾的重要性，但若在养护肾脏的过程中陷入错误认知，不仅没有办法养护好肾脏，还会对肾脏造成更大的伤害。

养肾的错误认知和正确的养护观念

勿把“六味地黄丸”当成日常补药吃

“失眠、头昏、肾虚、腰膝酸软……都可以吃，中老年人吃得更多些。”在听了六味地黄丸的广告词以后，很多女性会在自己出现上述症状时选择该药进行治疗。然而，六味地黄丸虽然的确可治肾虚，但它并非常规补药，不可长期服用。

· 看成分、辨功能，两大配药毒性不小

六味地黄丸是中医补肾名方，它由熟地、酒萸肉、牡丹皮、山药、茯苓、泽泻六样中药配制而成，而其成分中，虽然酒萸肉、牡丹皮、山药、茯苓为毒性较小、滋阴补肾的滋养类药品，但熟地与泽泻却有较大毒性。

泽泻：服用不当会伤肾、伤肝

泽泻性寒，有利水之功，在用于肾虚的治疗时，可清泻阴虚导致的如头晕、耳鸣、浮肿等火旺症状。但本药肝毒性、肾毒性较强，

服用不当，会使肝脏、肾脏出现肿胀与其他中毒症状。更重要的是，泽泻主治阴虚，肾阳虚者服用此药，只会导致病情加重。

熟地：服用不当会导致多种不适症状

熟地只适用于因肾阴虚引发的以下诸症。

◎女性血虚、面色萎黄、眩晕、月经失调。

◎肾阴不足导致的盗汗。

◎腰酸腿软、头晕眼花、时时耳鸣等。

就算用于肾阴虚的症状，进补熟地过多，也会导致消化不良，引发痰多、腹胀、食欲不振、大便溏稀等症。

注意禁忌，三类人不宜服用

六味地黄丸并非万能补肾药，它也有其适应证。一般来说，以下 3 种人最好不服用此药。

健康女性

健康女性的身体处于阴阳平衡或“阳气偏弱、阴气微重”的状态，在没有肾阴虚症状的情况下长期服用该药，只会造成大便溏稀、食欲不振等不适，且会造成药品毒素积累，加重肾脏排毒负担。

肾阳虚者

六味地黄丸为治各类阴虚之药，肾阳虚与肾阴虚症状虽然有相同之处，但其看似微小的不同之处恰恰是中医辨证用药的根本所在。不分清症状便贸然服用，不管是对肾脏健康还是容颜美丽来说，都会造成伤害。

脾胃有问题者

药品进入人体后，需要靠脾胃作用方可被身体吸收、利用。但脾胃有问题者若服用此药，不仅无法获得最佳疗效，反而有可能造成补肾不成、脾胃疾病加重的情况。

肾虚者除了根据自身症状对症下药之外，还需要根据病情轻重来判断药量，否则便只能治标不治本。

另一方面，单纯性的肾阴虚或肝肾阴虚者往往极少，患者多会掺加一些其他的症状。在服用六味地黄丸时，必须要先将这些不属于肾虚的症状去除之后，才能再食用六味地黄丸来治疗，否则，病症便无法治愈。

因此，无症之人不需服用六味地黄丸，若需长期服用，必须要请专业医师根据病情来决定服药疗程。

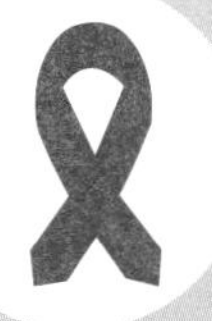

逆转肾关键

再好的药，也不能用到病好。

不管是六味地黄丸还是其他常规补药，都不可常服。

《黄帝内经》对此有提及，并指出：“大毒治病，十去其六，常毒治病，十去其七，小毒治病，十去其八，无毒治病，十去其九。谷肉果菜，食养尽之，无使过之，伤其正也”。

其意指，凡用含如砒霜一类大毒之药治病时，病去十分之六便不可再服；一般毒药，病去十分之七便不可再服；小毒之药，病去十分之八便不可再服；即使无毒之药，病去十分之九便不可再服。不服药后，就用均衡饮食的办法进行调养，以避免因用药过度而伤到正气。

六味地黄丸亦是如此，有上述症状者，一旦服用此药后病症被治好，便不能再服，否则就会伤及肾脏。

秋冬易养肾，勿暴饮暴食

有些女性认为，秋冬是进补季节，更是滋阴补肾的好时机，因此便暴饮暴食、大补特补。这种做法虽然立足于“秋冬进补”的正确原则上，但却是错误的进补方法。

· 秋冬养阴补肾，有道亦有法

“秋冬养阴”还源于秋冬的季节特点：秋冬时节白天短、夜时长，人的生活节奏会逐渐地慢下来，因此最适合如肾虚一类慢性疾病的调养。但秋冬养肾固然有其依据，若是乱补、滥补、大补特补，却又会伤及肾脏。

暴饮暴食，毁容又伤肾

秋冬养肾过度大补乃至于暴饮暴食，往往会造成以下不良后果。

身材变形

秋冬季节，由于气候宜人、食物丰富，很多女性往往会管不住嘴，进食过多。摄入食物过多，造成热量过剩，便会转化成脂肪堆积起来，令人发胖。

自制力较差又不爱锻炼身体的女性，若在秋冬季节又无节制地进补养肾，往往会使体重增加、身材变形，结果是肾没有养好，反而失去了苗条身材。

增加肾脏负担

许多女性认为，在冬日服用一些人参、鹿茸、阿胶一类的食物，对滋阴养肾有很大的好处。但事实上，这些腻滞厚味的滋补物品不仅无法被身体有效吸收，反而会伤及肾脏。而这些食物最终会代谢出尿酸以及尿素氮等废物，此类废物大多由肾脏排出，很容易造成肾脏负载过重，造成肾脏“越补越虚”。

因此，秋冬日进补应遵循“药补不如食补”的原则，素有肠胃功能虚弱之症的女性更要如此。通过调整饮食来补养肾脏，可以有效地起到养肾阳、育肾阴的效果。

节制进补，方可养颜护肾

秋冬虽然是养身、养肾的好时节，但并不需要天天都补、每餐都补。中医认为，秋冬进补次数不宜过多，两季算下来，只需要进补十至二十几次即可。这几十次的进补中，按以下进补原则进行补肾，

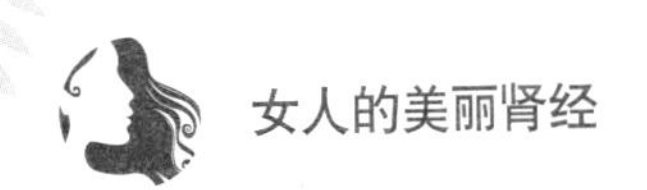

便可以有效地起到养肾、护肾的作用。

· 秋冬两季，进食重点不同

虽然秋冬皆为养肾好季节，但两季之中的养肾重点并不相同。

秋日进补，重点在解燥

《温病条辨》指出：“燥久伤及肝肾之阴。”肾主五脏所化生出来的体液，因此有“恶燥”之习性。秋日气候干燥，燥气入侵体内，便会伤及肾阴，因此，秋日养肾要以培养津液、滋养肾阴为主。此时，进食一些雪梨、酪梨一类可以清火滋阴的食物，对预防秋燥伤及肾阴大有好处。

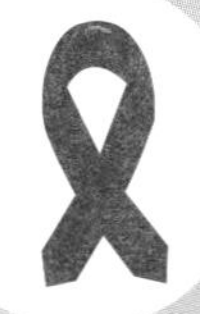

逆转肾关键

何谓“秋燥”？

秋季到来以后，虽然天气变得日益凉爽，但有些女性却会出现一系列类似上火的症状，如：

◎皮肤发紧，有皮肤干燥的现象。

◎口干舌燥、喉咙发干、嘴唇脱皮，喝了水也不解渴。

◎心内烦躁不安。

这些症状并非一般的上火，而是人们常说的“秋燥”。中医认为，“燥”是秋季最易伤人致病的邪气，它不仅易与虚火结成“燥热”，且会影响肾脏的代谢功能、阴阳调节功能，导致人们在口、鼻、皮肤等部位出现不同程度的干燥感。

冬日进补，重点在御寒

冬季为一年之中最寒冷的季节，自然界中出现了阴盛阳衰现象，而冬日本就有“藏”的重点，肾藏精，因此，冬日为肾主令。在人体五脏之中，肾主水，为阴脏，而寒邪之气又通于肾气，所以冬日要养肾。

冬日养肾，既要养肾阴、肾精，又要养肾阳、肾气。寒为阴邪，易伤阳气，因此，冬日养生首要保护肾阳。女性在冬日里，可多食一些韭菜、栗子、核桃仁一类性温的食物来温补肾阳，而芝麻、黑豆又有补髓、填精的作用，可搭配起来一起食用。

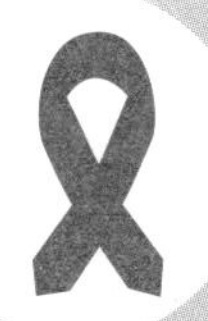

逆转肾关键

冬日进补，摄入多少营养才算合适?

对一般人而言，每日每千克体重约需要6克糖类、1.5克蛋白质、1克脂肪。

对一个体重45千克的女性而言，每日摄入270克碳水化合物、67.5克蛋白质、45克脂肪，如此才足以供给身体在御寒的同时兼具养身。

坏心情也会影响肾健康

很多女性都会有爱发小脾气、动不动生闷气，甚至是多愁善感的特质，在她们看来，这些只是因心情而起的小情绪，根本不会想到这样的情绪也是会影响到肾脏健康的。

· 发火伤肝又伤肾

中医称无故性情急躁、易于发怒、无法自制的症状为“善怒”。其意指，肝属于刚强而急躁的脏器，喜欢舒畅、柔和的情绪，而不喜欢抑郁、愤怒的情绪。因此，善怒往往会引发肝郁气滞、肝火上炎等症状。其实，善怒不仅伤肝，更会伤及肾脏。

肝肾同源，肝伤则肾伤

肝肾的结构与功能虽然有所差异，但其起源相同，它们皆源于精血。清代名医陈良夫有语：“欲养其肝，必滋其肾。”女人靠血养，肝脏是人体血库，又与肾脏存在互生关系，因此，想要肝源源不断

地为女性后天提供保障，就必须要让肾功能正常，使肾脏气血周转、流通顺畅。肝肾既存在互生、互养的同源关系，肝长期受损的情况下，肾脏也难免因此受累。

西医也证实，人生气时，体内会分泌名为“儿茶酚胺”的有害物质，它作用于中枢神经，令血液与肝细胞中的毒素相应增加，堆积于肝脏，从而损伤肝脏，而此类毒素是无法被肾脏排出的，但肾脏在发现毒素存在后会不停地工作，这种空耗能量却无效的行为，无疑会对肾脏能力造成伤害。若怒火伤及肝肾，女性便会出现以下症状。

◎皮肤干燥，经常性的面红耳赤。

◎烦躁不安，情绪不稳。

◎腹部饱胀，食欲不振。

看来，想要恢复弹润肌肤，女人就必须要先学会改善自己的“易怒”。

· 太兴奋伤心累肾

中医有“喜伤心”之说，这里的喜即指过分的兴奋，现代生理学研究证实，恰当的兴奋能促进心血与血液循环，但大喜之下，往往会使血压升高。过度兴奋则会导致心慌、心悸等症状，有可能导致心绞痛甚至心肌梗死、心搏骤停。

心肾相交，不济则生疾

中医界认为，心肾之间具有相互依存、相互制约的“心肾相交”

关系。心属火，肾属水，唯有心火下降到肾，才能使肾水变暖。温暖的肾水上润于心，才能使心火不亢。

若这种生理功能失常，体内水火、阴阳之间的动态平衡便会出现异常，进而引发疾病。因过度兴奋而引发心肾不交时，女性便会出现以下症状。

◎心烦易怒，心悸不安。

◎失眠多梦，夜间入睡后易醒。

◎耳鸣，眩晕健忘，喉干口燥。

想要让这些症状消失，只有及时平息心情，才能保护肾脏，促进“心肾相交”。

· 忧虑伤脾，伤及肾水

工作不顺、压力过大很容易令人感觉到忧愁与焦虑，而这种不良情绪会影响到脾脏健康。

中医认为，脾脏负担将胃内食物运化成精气，并上送到心肺，再由心肺化为生气滋养全身。忧虑过度便会使脾的运化功能受到影响，使食物精气的正常运行受阻，导致气滞、气结，累及肾脏。

伤脾累肾，水分则不调

脾肾之间的关系主要体现在先天与后天相互促进人体水分代谢方面：

①脾主运化，为后天之本；肾主藏精，为先天之本。

②脾主运化水分，为水分代谢枢纽；肾主水分，肾水气化后，才能代谢至全身，因此，“其本在肾，其制在脾。”一旦这种“先天”与“后天”的关系受损，便会造成以下问题：

◎引发脾虚或肾虚，造成以全身水肿、小便不利为代表的水分代谢障碍。

◎若持续忧虑，导致病情加重，便会引发女性怕冷、易腹泻症状，同时伴随性出现面色发白、精神倦怠、腰膝酸软且伴随记忆力下降。

减少忧虑，便可有效改善体内的水分循环，提升肾脏健康度。

· 悲伤伤肺，肺肾相生

中医学认为，肺主气，而此处的气有以下两个概念。

◎主呼吸之气，呼入空气，呼出废气。

◎主全身之气，即肺将吸入的新鲜空气供给全身各个脏腑。

当悲伤伤肺时，便会出现呼吸之气与全身之气两方面的变化。

我们常说“哭得上气不接下气”，这种“不接”其实就是因为悲伤伤肺，肺气损伤导致需要更多的空气补充，故表现为呼吸加快。有些人会因悲伤过度，全身发软，甚至到了他人拉都拉不起来，这便是全身之气皆因肺气受损而生损。

现代医学则发现，悲伤时，人体交感神经系统会分泌出大量的压力激素，这种激素会使肺部工作压力明显增大。

肺金肾水，相生相依

中医认为肺肾相生，这种肺肾之间的依存关系体现在水分代谢、阴液相生上。

水分代谢：肺为水之上源，肾为主水之脏

女人是水做的，但全身之水由肺通调主导。只有经过了肺的疏导发散，精微津液才能散布于包括肾在内的各个组织器官中，所以中医认为，水分代谢“其本在肾，其标在肺”。

阴液：肺肾之间存在阴液相生的关系

女人养颜，重在滋阴，肺气充足，才能使全身精气随肺的呼吸节律输于肾部，使肾阴充盛。

由于肺肾之间存在相互影响的关系，因此，一脏虚弱可致另一脏不足。过度悲伤，伤及肺脏，影响到肾脏后，往往会引发以下症状。

◎面部出现边界清楚的淡黄、黄褐或淡黑色蝶形斑块。

◎以月经周期不规律为代表症状的月经不调。

在悲伤时及时调节情绪，恢复平静心情，方可使肺气运作正常，进而保障肾的健康与容颜美丽。

·恐惧直接伤肾

若说其他情绪对肾的伤害都是间接的，那么恐惧对肾的伤害则是直接的：在面临威胁时，人会本能地产生一种恐惧感，而这种恐惧情绪与肾脏密切相关。

肾藏精，为生气之源，不管是突然受到惊吓，或是因长期生活在恐惧之中，皆会导致肾受损。长期生活在恐惧情绪中，会使肾气不固、肾精萎缩，引发以下症状。

◎一受到惊吓便心悸、气喘、气短。

◎面色苍白，四肢发冷，不分季节的畏寒。

◎以失眠、多梦、易醒为代表症状的睡眠不安。

由此可见，相比于心情好时，身体气血循环顺畅，身体各组织间的配合密切，不管是间接伤肾的大怒、大悲、大喜，还是直接的“恐惧伤肾”，都会使肾精受损、肾气不足。

勿小看止痛药对肾脏的影响

疼痛是日常生活中最常见也最扰人的症状，紧张、焦虑与压力往往引发疼痛，而女性生理期经痛，或者是因意外伤害而导致的疼痛，都会令紧张与焦虑加剧，严重影响生活与工作质量。在痛到不能忍受的情况下，止痛药便成为最好的选择。可有些女性习惯性地将止痛药当成常规药，一有疼痛症状立即服用，这种滥用止痛药的做法往往会加重肾脏负担。

· 非类固醇止痛药伤肾

正确且适度地使用止痛药不仅可以迅速地地缓解疼痛，且有助于个人重返生活常轨。目前，市售止痛药主要分为两种。

中枢止痛药

●代表药品：吗啡、芬太尼、杜冷丁、可代因。

●主要成分：乙酰胺酚。

●作用途径：借阻断大脑内部神经信号来减低疼痛感，同时兼具止痛与退烧作用。

中枢止痛药服用后，主要经由肝脏代谢，此类药品从肾脏排出比例较低，因此，在医嘱剂量内，并无所谓的“伤肾”问题。

非类固醇止痛药

●代表药品：阿司匹林、非那西、布洛芬、扑热息痛、双氯芬酸钠类。

●主要成分：因药品不同而有所不同，多为药品名称，如布洛芬主要成分为布洛芬。

●作用途径：此类药品通过抑制发炎物质（如前列腺素）的释放，而产生止痛、退烧、减轻炎症反应的效果。

非类固醇止痛药在生活中用途广泛，关节炎、痛风、痛经、头痛、喉咙痛等症状皆可用此类药来缓解。

非类固醇止痛药会降低肾丝球的过滤功能

在肾脏中，主要进行过滤功能的是肾元，每一颗肾脏中约含100万个肾元。肾元中包含着肾丝球，而每一个肾丝球都有一条入球小动脉，带着血液中的废弃物来到肾丝球，然后在肾丝球中进行过滤作用。

过滤后，废物物质进入尿液并被排出体外，而干净的血液则会经由出球小动脉再回到我们的身体里。不过，由于前列腺素在人体中同时也扮演着控制血管平滑肌扩张的角色，所以，当我们服用非类固醇止痛药时，由于前列腺素的合成减少，会造成血管收缩，这当然包括了肾丝球的入球小动脉。

当入球小动脉收缩时，进入肾丝球的血液量便会减少，也就会降低肾丝球的过滤功能，并进一步对肾脏造成伤害。

·遵循建议用量，有效舒缓疼痛又安全

使用止痛药特别是非类固醇止痛药时，并非剂量越大越能止痛。

因此，若身体出现持续疼痛，应在寻求专业医师诊治的前提下，找出疼痛原因，再予以对症治疗。

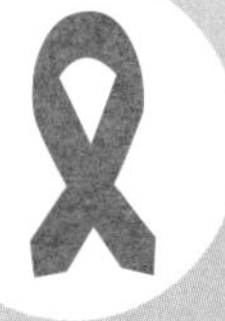

逆转肾关键

“不当用药”伤肾又伤身

美国食品药品监督管理局建议，成年人服用止痛药时，需遵循以下原则：

◎每日最高服用止痛药剂量不可超过4000毫克。
◎需分成多次，每次至少间隔4小时服用。
◎不可连续服用超过10天。
◎有习惯者需要将上限剂量减半至2000毫克。
◎不可一起服用成分不同的止痛药。

勿以饮料代替白开水

很多女性喜甜味，口渴时总会选择饮料来解渴，有些女性甚至以饮料代替白开水。事实上，饮料不仅因其高糖分的特点易导致发胖，多饮对肾脏伤害极大。

· 口渴是体内环境变化的生理反应

口渴，是人体对饮水有需求时的具体表现，但它同时也受身体渗透压的影响，对体内环境变化所产生的一种生理反应。

渗透压，是液体保持自身的水不渗出的能力，当身体由于缺水而导致体液中晶体渗透压升高时，感受神经便会将这一信息报告给大脑的摄水中枢，神经中枢便产生了口渴的感觉，提醒人们要及时补充水分。

在天气炎热或者久不饮水、大量运动等情况下，身体缺水，人便会感觉到口渴。这种口渴的感觉非常灵敏，只要身体渗透压提高2%～3%，口渴便会比较明显，而这也是出现口渴最常见的原因。

而肾脏除了排泄代谢废物之外，其另一功能就是维持体内渗透压正常：喝水少时，尿液便浓一些，少排盐分、多排水；喝水多时，尿液便稀一些，多排盐分、少排水，透过这一过程，维持体内渗透压的稳定。

人在处于缺水甚至是脱水状态下时，只要摄入的渗透压低于自身液体，便会有解渴的作用。相反，若饮用的是高于与体液渗透压的液体，便意味着外来液体超过了肾脏的代谢能力。在这种情况下，不仅肾脏负担加重，导致渗透性利尿，而且会越喝越渴。因此，所喝饮品必须是正确浓度，才会有解渴的作用。

· 含糖饮料多为高渗透压饮料，对肾脏无益

医院用来输液的液体一般都是由 5% 的葡萄糖溶液及 0.9% 的生理盐水组成的，在该浓度下，溶液的渗透压是最接近体液渗透压的，身体不需对意外进入身体的渗透压进行更多的调节，便可吸收利用，因此可产生良好的补充水分作用。

人们常饮用的含糖饮品，不仅渗透压高，且进入人体后，不仅没有补充水分的作用，反而会因为饮料本身的渗透压与体液不同，导致调节体液的肾脏负担过重，造成伤肾后果。

目前，市场上常见的饮品按原料与加工来分，可分为碳酸饮料、果汁、蔬菜汁、功能性饮料等，而这些饮料中，除了矿泉水与特别注明无糖或低糖的饮料之外，多为含糖饮品。站在肾脏健康的角度来说，这些含糖饮品，不管厂家如何宣称其产品对身体无害，皆不可多饮。

这一论调其实在中医中也有反映。中国古典养生书籍《彭祖摄

生养性论》中便提及，过多食甜会造成脾气偏胜，对肾形成“相克、反制”的作用。因肾主水藏精，其华在发，食甜过多，便会令女性出现头发无光泽、掉发的情况，还会引发骨伤疼痛等症状，因此，控制糖的摄取是很重要的事。

· 不当摄取运动饮料，伤肾！

近年来，热爱通过运动塑身的女性越来越多，选择运动饮料解渴的女性也越来越多了。

运动饮料是针对运动时能量消耗、身体内环境改变而研制出的一种保健饮品，其主要成分为葡萄糖、咖啡因、电解质、氨基酸等物质，它能够快速补充能量，调节体内电解质与酸碱平衡，可以有效、有针对性地补充运动时消耗的营养，以便保持、提升运动能力，以及加速消除运动后疲劳，令人快速恢复体能。

鉴于运动饮料的种种好处，许多女性都会在运动完以后喝瓶运动饮料来补水，甚至有些人会将运动饮料当成常用饮水来喝，其实这些做法极易伤肾。

高渗透压的特点，让运动饮料有伤肾的可能性

好喝的运动饮料虽然可以让不喜饮水的人多补充水分，实现有效补充电解质的做法，但人体渗透压值在“300±30mOsm/kg”左右，而市售运动饮料往往含有丰富的钠离子、钾离子与葡萄糖。这些物质汇总以后，会导致运动饮料的渗透压值高达350mOsm/kg，这一数

值显然高于人体正常的渗透压值。

如果是短时间内快速运动导致口渴，适当饮用运动饮料，的确可以补充过度流失的水分。但若运动或者在烈日下工作超过一个半小时，导致汗液流失太多，则运动饮料的高渗透压水分会“强制”快速地进入肾脏之中。肾脏调节体液平衡的功能会突然被扰乱，长久如此，便会罹患慢性肾病！更严重的是，若刚巧在大量出汗以后，饮用了一大瓶 750 毫升的运动饮料，则很可能会立即出现急性肾衰竭。因此，在大量失水状态下，最好不要随意饮用运动饮料。

正确饮用，让运动饮料发挥最大效用

若不运动，并不需要饮用运动饮料，只需喝白开水解渴。在准备运动时，也应先饮水。

饮用原则建议如下。

◎运动饮料含有易被人体吸收利用的单糖，它可增加能量的摄入，若女性是为减肥而运动，则应选择用白开水代替。

◎在剧烈运动情况下，应每 15 分钟左右喝 200 毫升运动饮料；普通运动则只需半小时饮用 200 毫升左右即可。

◎喝运动饮料时切忌豪饮，而是要多次少量、小口小口慢慢饮，才可达到良好的吸收效果。

勿长期且大量摄入高蛋白营养

医学界存在这样的认知：没有蛋白质便没有生命；养颜界则认为，女人失了蛋白质，便意味着失去了美丽。因此，有不少女性习惯保持高蛋白摄入量的饮食。

·蛋白质对女性的确有莫大好处

每日食用蛋白质丰富的食物有其必要性。蛋白质中有 20 多种不同的氨基酸，这些氨基酸帮助蛋白质建构了肌肉、器官、头发、皮肤、指甲与血液。可以说，蛋白质是身体内仅次于水分的重要物质。对女性而言，蛋白质有着更重要的作用。

◎蛋白质会协助女性保持皮肤富有弹性与水润，而且，它是身体生产胶原蛋白的原料，而胶原蛋白又是使女性肌肤光亮、紧致的关键所在。

◎蛋白质是合成身体激素的关键所在，更是保证体内雌激素水平的重要基础。可以说，确保女性月经正常，甚至孕育健康宝宝都需要蛋白质。

◎高质量的蛋白质可以帮助女性的身体保持优美曲线，更能帮助身体吸收钙质的能力提升11%。

值得注意的是，在蛋白质类饮食里包含的20多种氨基酸中，有8种氨基酸是身体无法自然合成的，需要从食物或者营养补充剂中获得，但过量摄入蛋白质又会对身体有害，因此，遵循建议摄入量进行蛋白质的补充是非常重要的。

· 过量蛋白质，伤肾又致病

蛋白质对肾脏的伤害在于，它会导致肾脏直接受损，同时还会因为肾脏代谢过程出现变化而致病。

增加肾丝球过滤率，造成肾脏负载

现代临床医学证实，高蛋白质饮食会使肾脏的“肾丝球过滤率”增加。

在摄入如豆类、肉类等蛋白质含量高的食物后，人体会将蛋白质分解成氨基酸供身体吸收利用。分解过程中，会产生碳废物，而此废物需经肾脏肾丝球代谢。若长期高蛋白质饮食，会使体内的含碳废物越来越多，增加肾脏的负担，同时更会对肾丝球、肾小管等造成伤害，严重时甚至需要洗肾。

加重肾虚症状

长期大量摄入高蛋白食物，会造成身体营养过剩，这些高蛋白食物产生的能量在无法被身体吸收的情况下，会转化成多余的热量，

造成肾阳虚的女性体内阳气更旺，加重原有阳虚症状；肾阴虚的女性却因为热量过多而无法被身体有效吸收导致虚症由阴转阳。

蛋白质若摄入过多，不仅无法被身体吸收，还会增加尿液中尿素的含量，增加痛风、骨质疏松症、频尿等症的发病概率。显然，饮食中添加过多的蛋白质，非但对身体无益，反而会大大加重肾脏负担。

依量摄入蛋白质，护肾又养颜

想要计算每日所需蛋白质量，这里提供一个简单的方法。例如：一位体重 45 千克的女性，乘上 1.1，便得出 49.5 克，这意味着这位女性最适合的每日蛋白质量为 49.5 克。问题的关键在于，如何决定 0.8 至 1.8 之间的数值。

对女性而言，若健康状况良好，且生活没有太大压力，便应选择较低的数值，如 0.8、0.9；但若压力很大或是罹患疾病，便需要选择较高数值，在感冒时与健康状态下所选择的蛋白质量肯定不同。

孕妇或者从事如每日站立迎宾一类体力工作的女性，以及正在从疾病中恢复的女性，也需要选择高值来计算每日蛋白质摄入量。

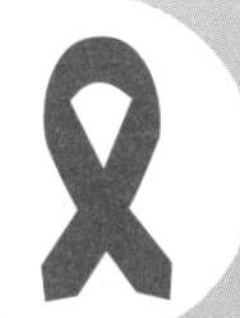

逆转肾关键

肾丝球滤过率

单位时间内两肾生成滤液的量，称为肾丝球滤过率（GFR，glomerular filtration rate），正常成人为 125 毫升 / 分钟左右。肾丝球滤过率和滤过分数是衡量肾功能的指针。

每日蛋白质所需量 = 体重 ×（0.8 至 1.8）（结果单位为“克”），例：45 千克 ×1.1=49.5 克。

中医推荐的女性养肾美容秘方

·常穿高跟鞋，但控制在 7 厘米以内

脚部是肾经起源，在穿高跟鞋时，正确的走路方式是脚后跟先落地，接着前脚掌与脚尖再落地，而在前脚落地的同时，后脚脚尖已经踮起了。

脚后跟先落地时，其实已经刺激了肾经相关穴位，常用这种方式走路，不仅可以刺激肾经、养护肾脏，还能在拔高身材的同时，有效地防治骨质疏松症。不过，高跟鞋的健康极限为 7 厘米，一旦鞋子跟高超过 7 厘米，便会导致身体前倾，使脚部负担加重，反而会引发多种骨科疾病。

·晚上 9 点泡脚最护肾

依据中医中全身经络运作时间，肾经气血最衰弱的时候在晚上 7～9 点间。此时，若抽出时间来泡泡脚，进行足底按摩，能够获得最佳的养肾效果。

逆转肾关键

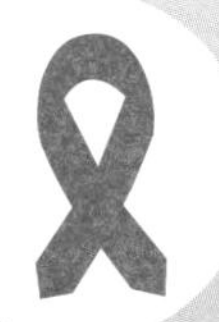

泡脚四忌

◎ 忌空腹或刚吃完饭泡脚，否则会影响消化，应饭后半小时再泡。

◎ 忌水温过高，应控制在 40 ～ 50℃内。

◎ 忌时间过长，应控制在 15 ～ 30 分钟，使身体微微出汗即可。

◎ 经期、妊娠期妇女，足部有伤、有出血症状者皆不应泡脚。

泡脚四宜

◎ 宜用木盆。

◎ 宜在泡脚时用双手按摩脚底、脚趾间隙。

◎ 为保持水温，宜分三、五次加入热水。

◎ 泡完脚后，最好喝杯温水促进身体新陈代谢。

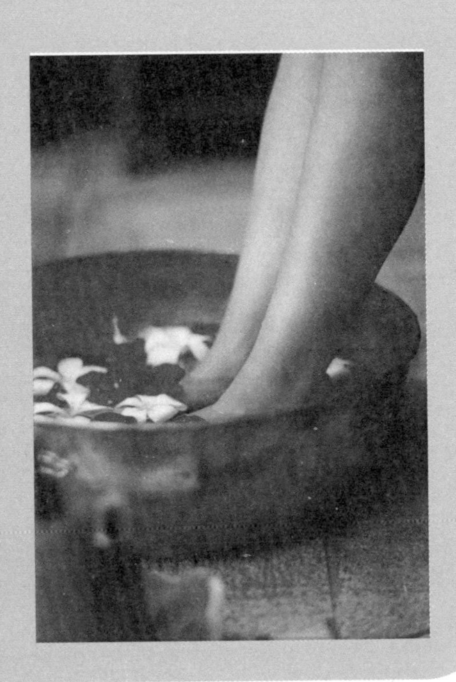

·及时如厕

肾主水，有尿意时即意味着肾脏调节水分的功能已经达到了极限，必须要将已存入膀胱的废水排出，肾才能更好地行使调节功能；过度憋尿，不仅会使大脑将“不需排水”的错误信号传递给肾，同时还会使肾的工作压力加大，久而久之，肾虚自然会成为必然。

此外，在体内积存的小便若一直存留，便会变为水浊之气，侵害肾脏的同时也会伤及容颜：习惯长时间憋尿的女性脸色发黄，一方面是因水浊之气伤了肾，另一方面则是因为体内污水无法排出，导致毒素渗入血液循环而引发的。因此，有尿就要及时排出，这也是养肾美容最简单也最好的方法之一。

·每周一天不吃五谷类食物

日常生活中，若女性常食油腻、刺激性食物，身体新陈代谢过程中便会产生大量毒素，造成肾脏的巨大负担。

每周在不需要工作的时间里，让自己有一天的时间不吃五谷类的食物，能够有效缓解肾脏压力，减少体内毒素积存的同时，还可通过静心平气，理出好气色。

在不吃五谷类食物的那一天，在全身放松时，可以以下述方式做一些简单的锻炼。

◎以自己感觉舒适的方式静坐下来，舌头轻抵上腭，双眼微闭，全身放松，脑子放空，不要怀有任何目的性。

◎闭嘴，完全使用鼻吸气，吸气越深、越细越好，引气下咽咽气次数越多越好；吸气呼气一定要慢，一呼一吸为一次，最少进行 365 次，对应四季循环一轮。

感觉有饥饿感时，可以用苹果、西瓜、黄瓜等维生素含量丰富的水果来代替。

· 有压力时，学会放松

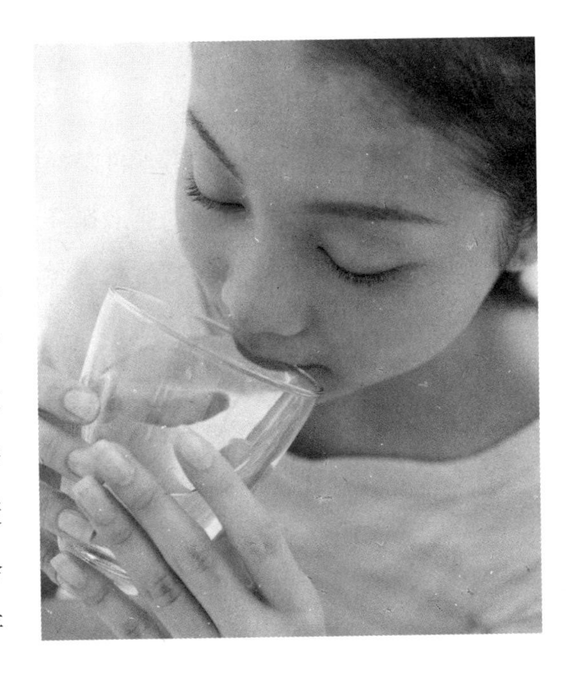

压力属于精神毒素，它会使肾上腺激素激增，产生紧张感或兴奋感，导致恶心、呕吐、头晕等症，有些抗压能力低者甚至会因此而血压升高、呼吸困难、晕厥过去。长期处于压力状态下，女性肾虚情况、衰老速度皆会加重，且会对全身其他器官造成严重的损伤。

在感觉到明显压力的那一天，如果没有办法立即逃离产生压力的环境，下班以后，不如让自己好好放松一下，在保证良好睡眠的基础上，与好友聚聚会、聊聊天，看一场悲伤的电影流流眼泪，看一场快乐的电影放声大笑一下，都能够有效地排解精神毒素。

进行局部按摩或放松也是不错的方法，一个小小的局部按摩或放松，往往可以给全身带来放松的连锁反应。

●方法一

从眉毛尾部开始，沿眉毛方向向眉毛尾部轻轻按压，按压时，力度以眉骨处有明显压力为佳。

●方法二

双手捂于脸上，左右相对旋转搓揉脸部，轻重以自己的感觉来决定，但手法最好重一些，速度以每秒一周为佳，每次不少于30周，直至脸上有明显热感为止。

●方法三

在压力大时脱掉鞋子。不管再怎样舒服的鞋子，都会对脚部形成一定的束缚，并影响我们的血液循环，更会影响脚上的骨骼与肌肉，从而增加身体的压力与紧张感。脱掉鞋子，便自然而然地能够减缓这种由脚而生的压力。更重要的是，肾经起源于脚部，放松脚部，对肾经运作与循环也有积极的帮助。

·口含红枣吞津养肾

红枣对女性的养颜、养肾有一定的作用，而口腔中的唾液之妙处却极少被知晓。

中医将口腔唾液分为两部分：清稀者为涎，由脾所主；稠厚者为唾，由肾所主。吞咽津液能够有效地滋养肾精，有保肾的作用。

不信者可做个简单实验：口内一有唾液便吐出来——不到半天时间，便会有明显的腰膝酥软、脸色发黄发白、疲惫感增加。这也反证了吞津养肾的可行性。

不过，干咽津液会让人感觉不适，此时，红枣就有它的作用了。每日一次，在口中含一颗红枣 30 ～ 60 分钟，可以有效增加口腔中的唾液，一有口水时便咽下，不仅可充分使身体吸收红枣营养，更可在养颜同时滋养肾脏。

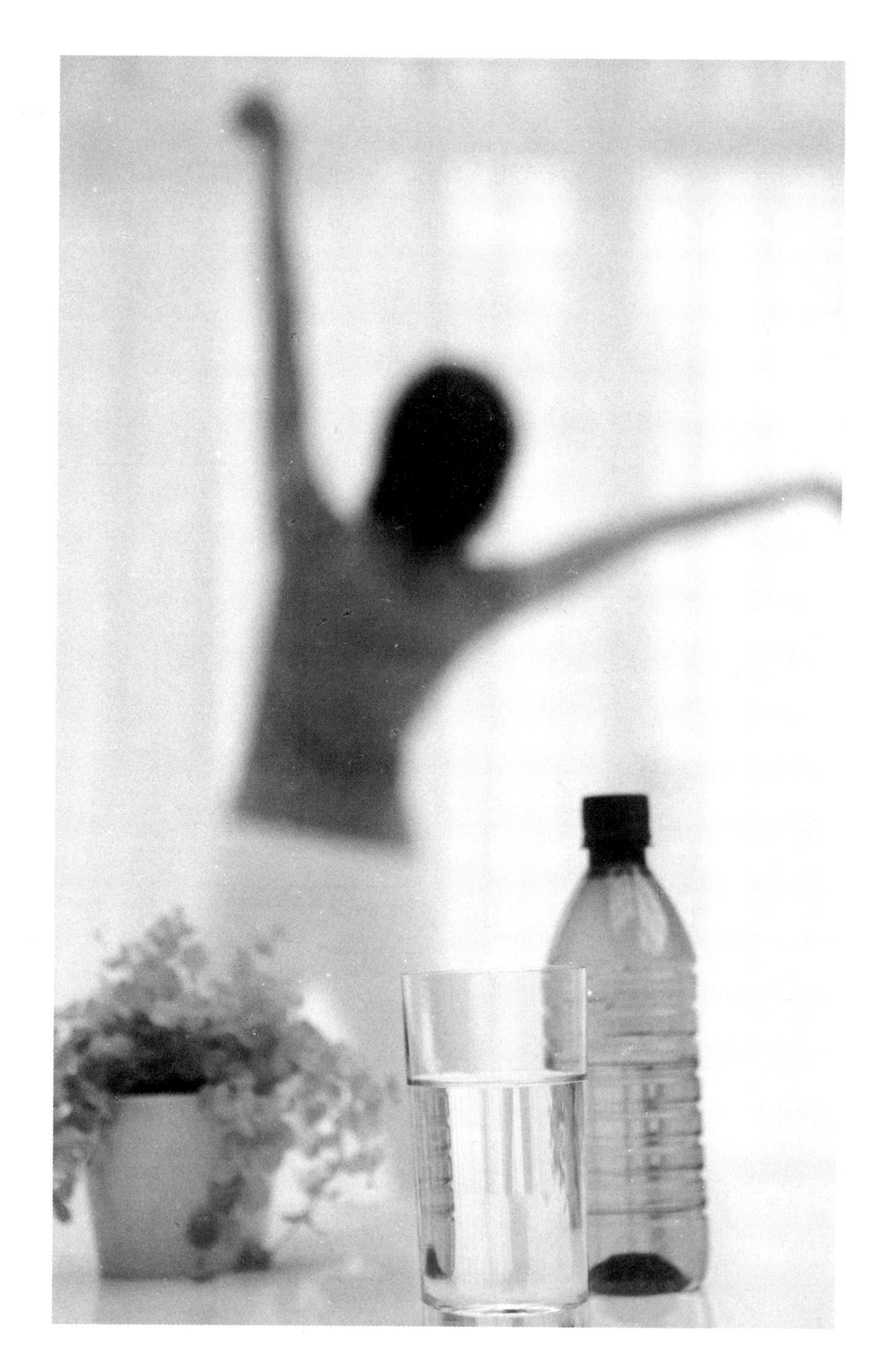

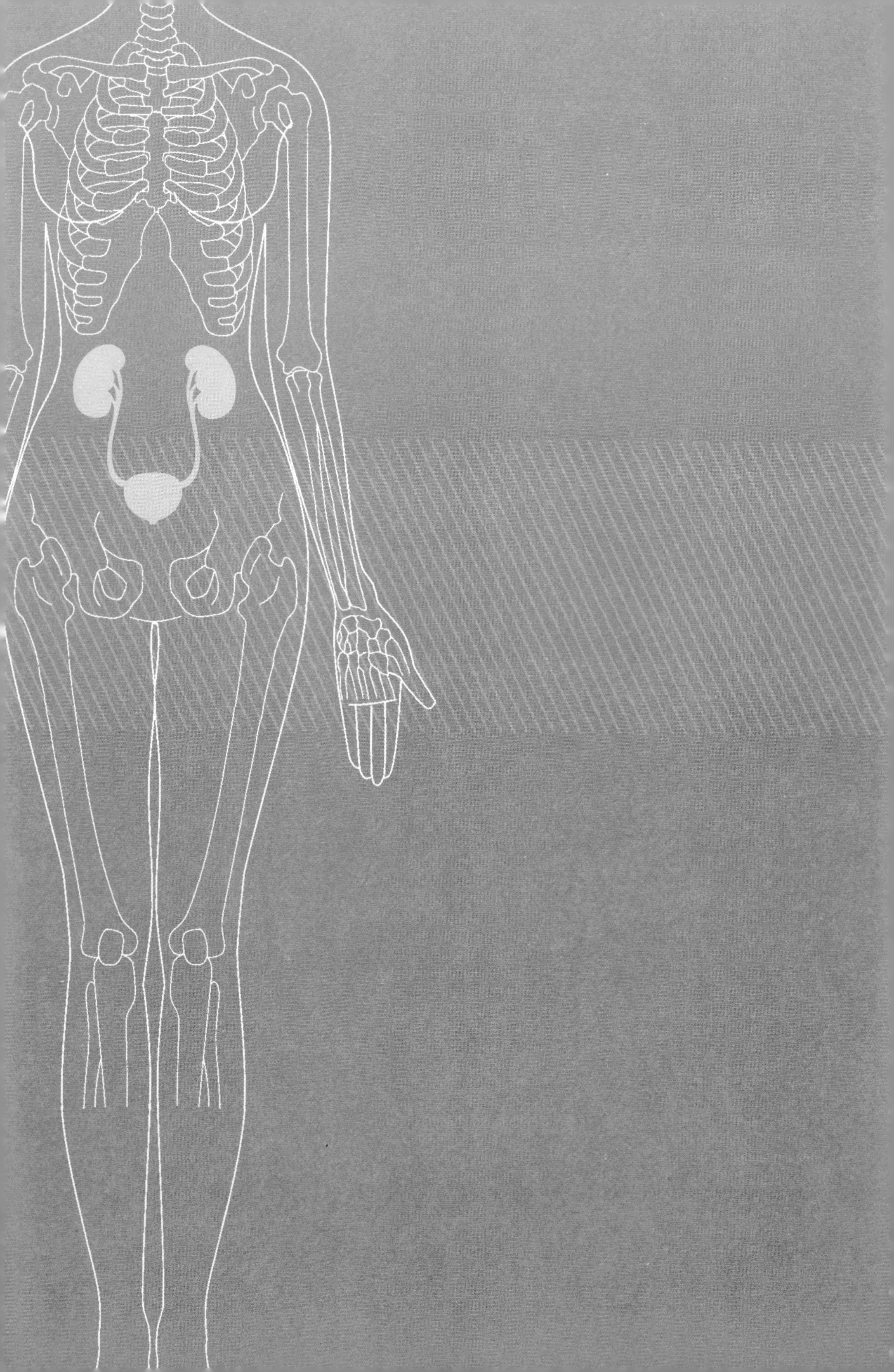